AF649791

123 SUPERSCHLAUE DINGE, DIE DU ÜBER LIEBE UND SEX WISSEN MUSST

Mathilda Masters
mit Illustrationen von Louize Perdieus

123 SUPERSCHLAUE DINGE die du über Liebe & Sex wissen musst

Aus dem Niederländischen
von Stefanie Ochel

Hanser

INHALT

– 1 –

WIE SIEHT DEIN KÖRPER AUS?

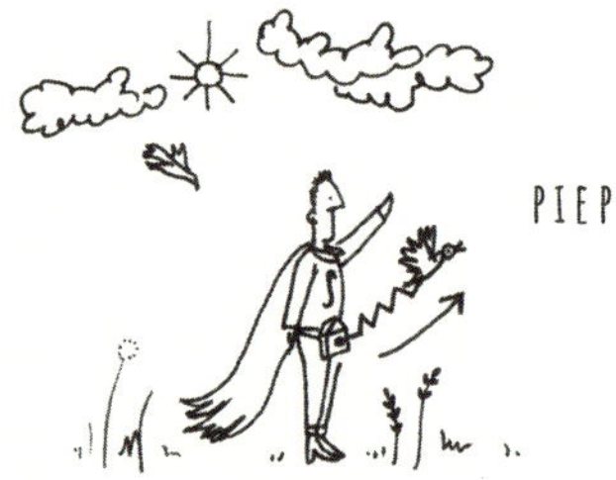

1 SICHTBARER PENIS – UNSICHTBARE VAGINA?

Fällt es dir schwer, über das »Untenrum« zu reden? Das braucht es nicht. Etwa die Hälfte der Weltbevölkerung hat einen **Penis**, die andere Hälfte eine **Scheide** oder **Vagina**. Für beides gibt es noch viele andere Wörter. *Phallus* ist das lateinische Wort für den (steifen) Penis. Glied, Schwanz, Pimmel, Schniedel, Piepmatz und Dödel sind nur einige der vielen Spitznamen. Muschi, Mumu, Möse und Pussy sind Spitznamen für die Vagina. **Vulva** ist der Name für die sichtbaren äußeren weiblichen Geschlechtsteile. Das Fachwort für die Geschlechtsorgane lautet **Genitalien**.

Der Penis ist als Körperteil viel sichtbarer als die Vagina. Jungs halten ihr Glied beim Pinkeln fest. Sie sehen und spüren, was mit Penis und Hoden passiert, wenn sie zum Beispiel ins kalte Wasser springen oder wenn sie Angst haben. Darum sind Jungs oft auch etwas besser vertraut mit ihren Genitalien als Mädchen.

Mädchen sehen im Stehen meist nur einen Spalt zwischen den Beinen. Der Rest liegt auf den ersten Blick verborgen. Aber es ist gut, wenn Mädchen wissen, wie ihre Vulva aussieht. Wie bei den Jungen ist sie schließlich ein wichtiger Teil des Körpers.

Nimm dir doch einen Spiegel und sieh dir deine Vulva – oder dein Glied – mal genauer an. Daran ist nichts Merkwürdiges – und hinterher bist du schlauer!

Anmerkung:
Wenn wir in diesem Buch die Wörter *Mädchen/Frau* und *Junge/Mann* benutzen und damit bei einigen Themen bestimmte biologische Merkmale verbinden (nach dem Motto: Penis → Mann, Vagina → Frau), ist das eine grobe Vereinfachung. Diese Zweiteilung passt längst nicht auf alle Menschen und zeigt nicht, welche Vielfalt an möglichen Geschlechtern und Geschlechtsidentitäten es gibt (mehr dazu in Infos 100 bis 103).

Bonus-Info:

In manchen Sprachen gibt es schöne Namen für die weiblichen Genitalien. Im Chinesischen zum Beispiel werden sie manchmal *mei mei* genannt, was wörtlich übersetzt »kleine Schwester« bedeutet. Der Ausdruck *yoni* kommt aus dem Sanskrit und bedeutet »weibliche Energie«.

2 EIN HANDSPIEGEL UND EIN SCHILD MIT EINEM SPEER

Manchmal werden Symbole verwendet, um das Geschlecht anzuzeigen – zum Beispiel auf öffentlichen Toiletten. Für »männlich« steht ein Kreis mit einem Pfeil, der schräg nach rechts oben zeigt. Das Symbol für »weiblich« ist ein Kreis mit einem nach unten zeigenden Kreuz.

Diese Symbole gibt es schon sehr lange. Ursprünglich stammen sie aus der Mythologie und der Astrologie. Der Kreis mit dem Kreuz wird auch Venussymbol genannt, nach der römischen Göttin der Schönheit, der Liebe, der Sexualität und der Fruchtbarkeit. Das Symbol stellt den Spiegel dar, den die Göttin in der Hand hielt. Das Zeichen für »männlich« stellt einen Schild mit einem Schwert dar und verweist damit auf den römischen Kriegsgott Ares (oder den griechischen Kriegsgott Mars). In der Astrologie stehen die beiden Zeichen für die Planeten Venus und Mars.

Der schwedische Arzt und Naturforscher Carl von Linné (1707–1778) führte die beiden Symbole ursprünglich ein, um das Geschlecht von Pflanzen anzugeben. Von Linné teilte die Pflanzen – später auch Tiere – nach ihrer Fortpflanzungsweise in Klassen ein. Dabei benutzte er allerhand Wörter und Ausdrücke, über die seine Forscherkollegen nur die Stirn runzeln konnten. Damals durfte man nämlich nicht über Sex reden – noch nicht mal bei Pflanzen. Zum Glück erkannten aber viele Menschen, was für bedeutende Arbeit Carl von Linné da geleistet hatte. Seine Werke bilden heute noch die Grundlage für die Klassifikation von Pflanzen und Tieren.

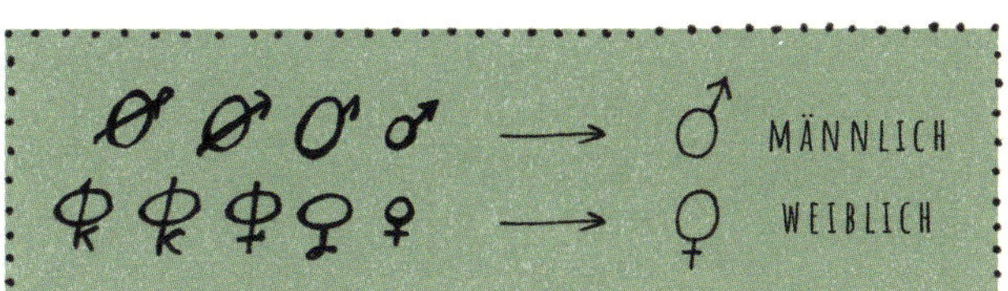

Heutzutage werden die beiden Symbole auch in vielen Kombinationen und Abwandlungen verwendet, die für geschlechtliche Vielfalt und Toleranz stehen (siehe Info 100 und 101).

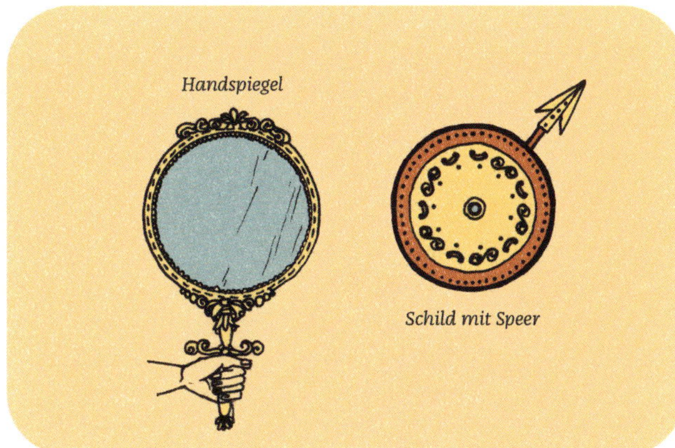

Bonus-Info:

Anfang der 1970er-Jahre benutzte die feministische Gruppe *Dolle Mina* eine abgewandelte Version des Venuszeichens: In der Mitte des Kreises war eine Faust abgebildet, als Symbol für den Kampf um Frauenrechte.

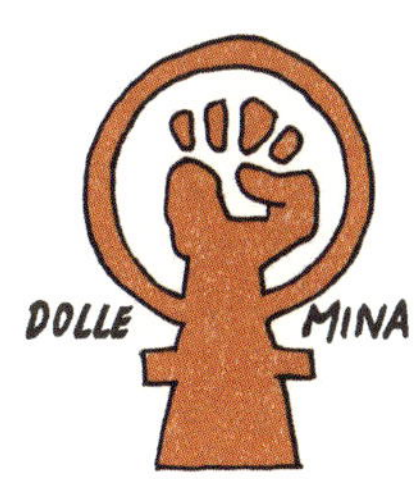

3 AUSSEN: VULVA

Der äußere Teil des weiblichen Geschlechtsorgans wird als *Vulva* bezeichnet. Sie besteht aus den Schamlippen (auch: Vulvalippen), der Klitoris und dem Scheidenvorhof.

Der Fachausdruck für die Schamlippen lautet Labien. Davon gibt es zwei Paar: die äußeren und die inneren. Die äußeren Schamlippen sind Hautfalten, die vom Venushügel – der Stelle oberhalb der Vulva, die sich ab der Pubertät wölbt und auf der Haare wachsen – bis kurz hinter die Scheidenöffnung reichen. Unter den äußeren Schamlippen rechts und links der Scheidenöffnung liegen die inneren Schamlippen. Das sind auch Hautfalten, doch sie sind dünner, feuchter und unbehaart. Die Schamlippen schützen die Scheide, die Harnröhrenöffnung und die Klitorisvorhaut vor Keimen.

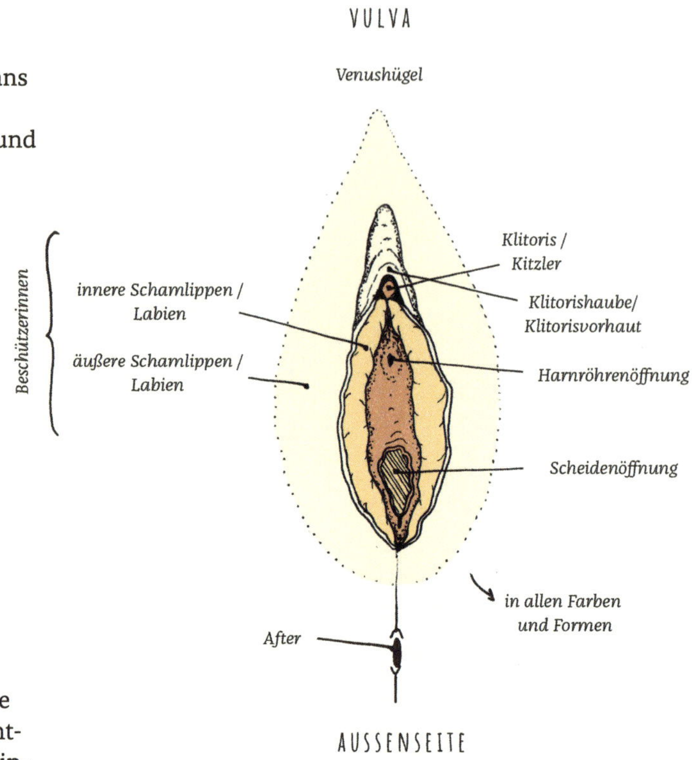

Manchmal werden sie auch als große und kleine Schamlippen bezeichnet, aber das trifft es eigentlich nicht. Bei jungen Mädchen sind die Schamlippen noch klein und glatt, aber von der Pubertät an ändern sie ihre Farbe und Form. In vielen Fällen sind die inneren Schamlippen auch größer als die äußeren.

Am oberen Ende der äußeren Schamlippen befindet sich ein ungefähr erbsengroßer Knubbel: die Klitoris, auch Kitzler genannt. Der Knubbel ist jedoch nur ein kleiner Teil von einem viel größeren Organ – darüber erfährst du mehr in Info 5. Unterhalb der Klitoris beginnt der Scheidenvorhof. Dort befindet sich erst eine ganz kleine Öffnung, die kaum zu erkennen ist. Das ist die Mündung der Harnröhre, aus der der Urin kommt. Darunter liegt die Scheidenöffnung, die in die Vagina führt. Bist du verunsichert über das Aussehen deiner Vulva? Dann besuch doch mal die *Vulva Gallery* auf Instagram mit Dutzenden Zeichnungen von Vulven in allen Größen, Formen und Farben. Da siehst du mal, wie unterschiedlich wir alle sind!

CHECK DIE VULVA-GALERIE!

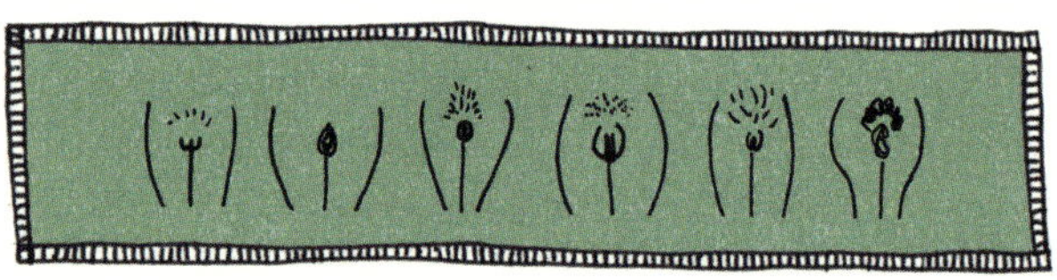

Bonus-Info:

Nur wenige Sprachen verwenden die Bezeichnung »Scham«-Lippen, meistens ist einfach von *labia* (Lippen) die Rede. Das ist auch logischer, schließlich sind sie kein Grund, sich zu schämen. Immer öfter werden darum im Deutschen auch Wörter wie Vulvalippen, Venuslippen oder Labien bevorzugt.

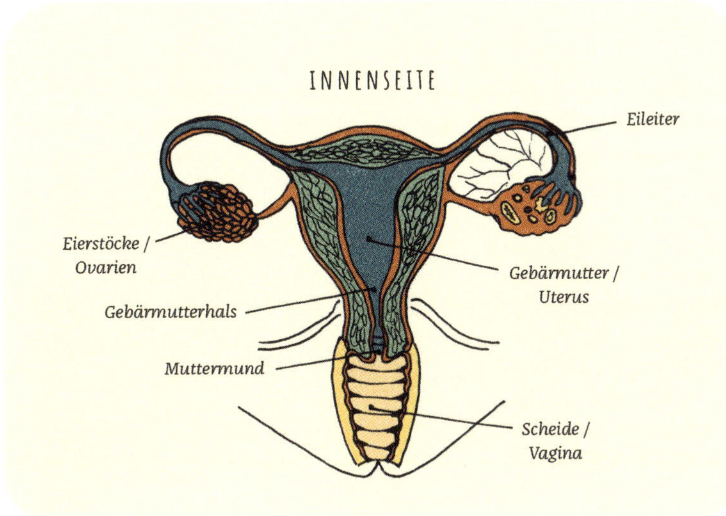

4 INNEN: VAGINA UND GEBÄRMUTTER

Wenn wir über die weiblichen Genitalien sprechen, verwenden wir oft die Wörter Scheide oder Vagina. Am Anfang dieses Buchs hast du gelesen, dass dabei aber eigentlich oft die Vulva gemeint ist. Die Scheide ist der Gang, der nach innen führt. Bei einer erwachsenen Frau ist die Scheide zwischen sieben und zehn Zentimeter lang. Durch sie fließt das Regelblut aus dem Körper, und sie ist der Gang, durch den ein Baby zur Welt kommt. Manche Menschen stellen sich die Scheide als eine Art röhrenförmige Öffnung vor, aber das trifft nicht zu: Normalerweise haften die Scheidenwände aneinander. Darum tut es auch weh, wenn du einfach so probierst, einen Finger hineinzustecken, wenn die Scheide nicht feucht ist. Die Wände gehen auseinander, wenn du deine Regel hast und einen Tampon einführst. Die Scheide weitet sich auch bei Erregung – sodass beim Sex ein Penis (oder etwas anderes) leichter eindringen kann – und bei der Geburt eines Babys.

Um die Vagina und die Harnröhre herum befinden sich die Schwellkörper der Klitoris. Wenn du sexuell erregt bist, füllen sie sich mit Blut – genau wie beim Penis. Sie schützen die Vagina wie eine Art Airbag, aber sie sorgen auch dafür, dass du einen Orgasmus erleben kannst. Mehr dazu im Kapitel über Sex.

Am Ende der Scheide befindet sich der Muttermund. Das ist kein echter Mund mit Zähnen, sondern der Eingang zur Gebärmutter, der sich wie ein kleiner Höcker anfühlt. Von dort geht es durch den Gebärmutterhals weiter zur Gebärmutter. Der medizinische Name dafür lautet Uterus. Bei erwachsenen Frauen ist die Gebärmutter etwa birnenförmig und besteht zum großen Teil aus Muskeln. Bei einer Schwangerschaft wächst in ihr das Baby heran.

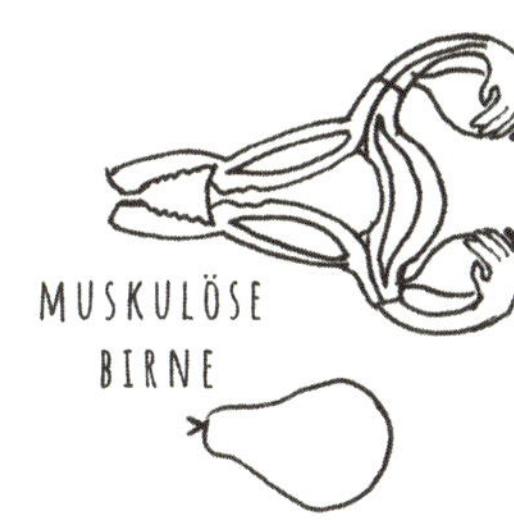

Zu beiden Seiten oben an der Gebärmutter befinden sich die Eileiter. Das sind schmale Schläuche mit handförmigen Trichtern am Ende, an denen die Eierstöcke (Ovarien) sitzen. Darin werden die Eizellen gelagert und verschiedene Hormone produziert. Mehr dazu im fünften Teil.

5 DIE KLITORIS IST NUR DIE SPITZE DES EISBERGS

Am oberen Ende der Vulva befindet sich der Kopf eines besonderen Organs: die Klitoris. Der Name kommt von dem altgriechischen Wort *kleitoris* und bedeutet so viel wie »kleiner Hügel«. Der Klitoriskopf trägt eine Art Haube, die mit den inneren Schamlippen verbunden ist: die Klitorisvorhaut (oder -haube). Wenn du diese Haut ein bisschen zurückschiebst, siehst du, dass der Knubbel darunter ein bisschen Ähnlichkeit mit der Eichel eines Penis hat. Die Klitoriseichel – auch Klitoriskopf, -perle oder Kitzler genannt – ist dein empfindlichster Körperteil. Kein Wunder: Sie enthält gut achttausend Nervenenden.

Der größte Teil der Klitoris befindet sich in deinem Unterleib. Von der Form her erinnert das komplette Organ an eine Art Blüte mit zwei Schwellkörpern und zwei längeren Ausläufern. Das sind die Klitorisschenkel, die etwa neun Zentimeter ins Innere des Beckens ragen. Wie beim Penis füllen sich die Schwellkörper mit Blut, wenn eine Frau sexuell erregt ist. Der Klitoriskopf schwillt an und richtet sich auf. Die Klitoris bekommt also auch eine Erektion. Wird sie stimuliert, kannst du zum Orgasmus kommen. Klitoris und Penis werden darum manchmal auch als Spiegelorgane bezeichnet. Darüber mehr in Info 8.

Der niederländische Arzt Reinier de Graaf (1641–1763) fertigte als Erster eine genaue Zeichnung der Klitoris an. Nur interessierte sich damals leider niemand für seine Entdeckung. Bis heute wissen viele Menschen nicht, wie die Klitoris eigentlich aussieht und dass sie wie der Penis ein großes Organ ist, das viel Lust bereiten kann. Zum Glück weißt du es jetzt!

Bonus-Info:

Dass sich der Klitoriskopf nicht im Inneren der Vagina befindet, hat die Natur schlau eingerichtet. Er ist so empfindlich, dass Kinderkriegen sonst noch viel schmerzhafter wäre.

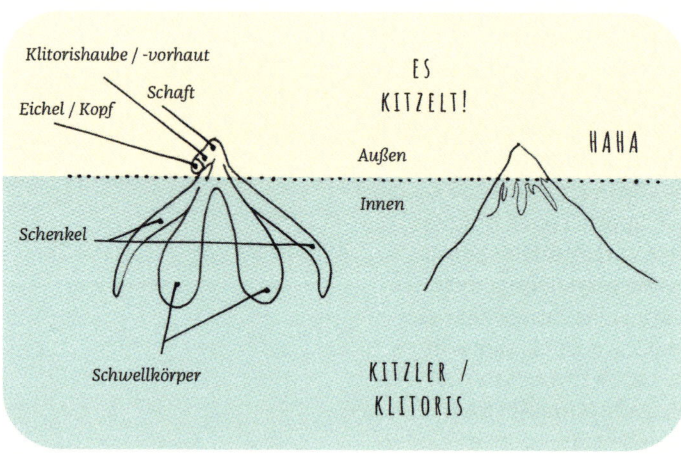

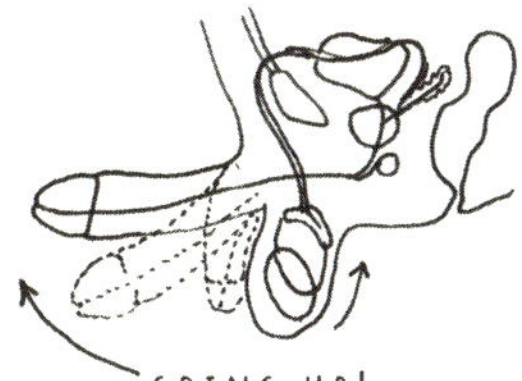

6 AUSSEN: PENIS UND HODENSACK

Penis und Hodensack (Fachbegriff: Skrotum) sehen bei jedem anders aus. Wie die Vulva sind auch sie einzigartig.

Der Teil des Penis, den du mit der Hand umgreifen kannst und der am Unterleib ansetzt, ist der Schaft. Am Ende befindet sich die Eichel. Das ist die runde Spitze, die feuchter und oft etwas röter oder dunkler ist als der Rest. Die Eichel wird durch die Vorhaut geschützt. Das ist ein dehnbares Stück Haut, das sich vor- und zurückschieben lässt. Die Größe kann sehr unterschiedlich sein: Bei manchen Jungen und Männern bedeckt die Vorhaut kaum die Eichel, bei anderen hängt sie wie ein kleiner Rüssel darüber, und bei wieder anderen ist sie beschnitten. Darüber mehr in Info 14.

Wenn du die Vorhaut zurückschiebst, kannst du die Eichel gut sehen. In der Mitte befindet sich ein Loch: die Harnröhrenöffnung. Durch sie gelangen sowohl Urin als auch Sperma nach draußen. Die Vorhaut ist durch das Vorhautbändchen an der Eichel befestigt. Das ist vergleichbar mit dem Zungenbändchen, das deine Zunge mit dem Mundboden verbindet. Am Penis siehst du es nur, wenn du die Vorhaut ganz zurückschiebst. Bei manchen Jungen sitzt die Vorhaut so eng, dass sie sich nicht zurückschieben lässt oder es wehtut. Oft löst sich die Vorhaut im Lauf der Zeit von selbst, ansonsten kann dein Arzt oder deine Ärztin das Problem leicht beheben.

Unterhalb des Penis befindet sich der Hodensack. Das ist ein Hautsack, der die Hoden, die Nebenhoden und Teile der Samenleiter enthält. Zwischen Hodensack und After befindet sich der Damm – eine bei vielen besonders empfindliche Körperstelle.

7 INNEN: SCHWELLKÖRPER UND HODEN

Der Penis ist größer als der Teil, den man von außen sieht. Etwa die Hälfte liegt im Unterleib verborgen. Im Penis befinden sich drei Schwellkörper: zwei auf der Oberseite und einer auf der Unterseite. Die funktionieren ein bisschen wie ein Schwamm. Füllen sie sich mit Blut, wird der Penis größer und wärmer und richtet sich auf: Du bekommst eine Erektion. Dabei sieht der Penis anders aus als im schlaffen Zustand: Feine Adern sind zu erkennen und vielleicht auch kleine Pickel. Das sind Talgdrüsen, die dafür sorgen, dass deine Haut geschmeidig bleibt. Sie sind ganz normal und harmlos.

Durch den Schaft verläuft die Harnröhre. Durch sie gelangen sowohl Urin als auch Sperma nach draußen, aber nie gleichzeitig. Die beiden Schwellkörper oben am Schaft füllen sich bei einer Erektion mit Blut, aber der untere nimmt weniger Blut auf. Dadurch wird die Harnröhre nicht abgeklemmt, und das Sperma kann abfließen.

Im Hodensack befinden sich die Hoden. Sie fühlen sich wie zwei hart gekochte Eier an. In den Hoden werden Spermien (Samenzellen) und Hormone gebildet. An der Hinterseite der Hoden befinden sich die Nebenhoden. Darin reifen die Spermien heran und werden gespeichert. Von jedem Nebenhoden führt ein Samenleiter ins Becken. Unterwegs werden die Spermien durch die Bläschendrüse, die Prostata und die Cowper-Drüse mit Flüssigkeit versorgt. Die Samenflüssigkeit mit den Spermien wird als Sperma bezeichnet.

Bevor das Sperma austritt, fließt schon etwas Flüssigkeit durch den Penis, das Präejakulat, auch Lusttropfen genannt. Das dient dazu, die Harnröhre zu reinigen.

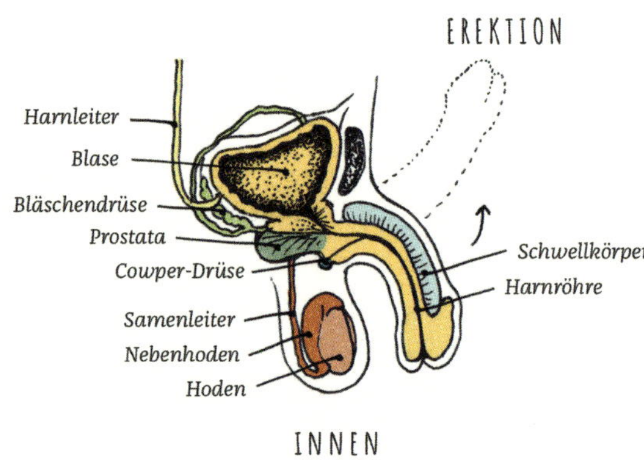

8 KLITORIS UND PENIS SIND SICH SEHR ÄHNLICH

Oben (in Info 5) konntest du lesen, dass Klitoris und Penis viele Gemeinsamkeiten haben. Man könnte sie als Spiegelorgane bezeichnen, weil sie fast wie das Spiegelbild voneinander sind.

SPIEGLEIN SPIEGLEIN

Im Mutterbauch sind die Geschlechtsorgane bei allen Embryonen bis zum Alter von etwa sechs Wochen noch gleich: ein winzig kleiner Genitalhöcker, der zu einem Protophallus – also einer Penis-Vorstufe – anwächst, und seitlich davon die sogenannten Geschlechtswülste. Der Unterschied liegt in den Chromosomen. Davon gibt es sechsundvierzig – die eine Hälfte steuert deine Mutter bei und die andere dein Vater. Die Chromosomen enthalten dein gesamtes Erbgut und machen dich zu dem Menschen, als der du auf die Welt gekommen bist. Der Chromosomensatz besteht aus zweiundzwanzig gleichen Paaren und einem besonderen Paar: Dieses Paar ist für die Geschlechtsbildung verantwortlich. Mädchen bekommen von beiden Elternteilen ein X-Chromosom. Jungen bekommen von der Mutterseite ein X-Chromosom und von der Vaterseite ein Y-Chromosom. Das Y-Chromosom sorgt für die Entwicklung des Penis und der männlichen Geschlechtsmerkmale. Es ist das kleinste aller Chromosomen, setzt aber eine ganze Reihe von Veränderungen in Gang.

Beim Mädchen geht das relativ einfach. Der Protophallus bleibt klein und an derselben Stelle. Aus den Geschlechtswülsten entstehen die äußeren Schamlippen.

Bei Jungen produzieren die Geschlechtsdrüsen Hormone, die dafür sorgen, dass der Penis wächst. Die Geschlechtswülste verschmelzen zum Hodensack. Die Verschmelzungslinie ist bei vielen Jungen an der Unterseite des Penis und am Hodensack noch zu sehen. Gleichzeitig führt das sogenannte Anti-Müller-Hormon zur Rückbildung der Teile, die sich sonst zu Vagina, Gebärmutter und Eileitern entwickeln würden.

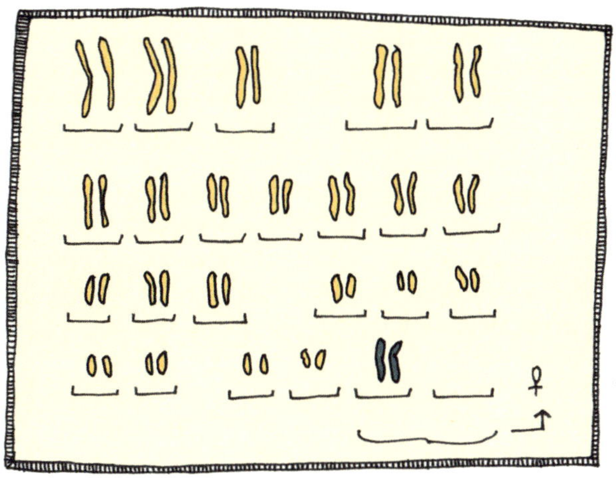

»weibliche« Gene

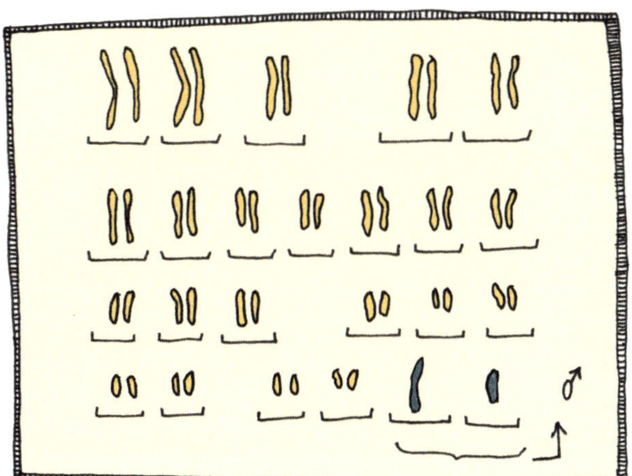

»männliche« Gene

9 DER URMENSCH HATTE EINEN STACHELPENIS

Unsere entfernten männlichen Vorfahren hatten höchstwahrscheinlich einen Penis mit kleinen Widerhaken. Das hat ein Forschungsteam der Universität Stanford und der Universität von Pennsylvania beim Vergleich des Erbmaterials von Schimpansen und Menschen herausgefunden.

Die Forschenden wissen noch nicht genau, wofür diese Häkchen auf dem Menschenpenis gut waren. Möglicherweise konnten sie bei der Frau den Eisprung auslösen, wie es heute bei Katzen der Fall ist. Es kann auch sein, dass sie dazu dienten, das Sperma des Mannes zu entfernen, der davor mit der Frau Sex hatte. Vielleicht führten die Haken auch zu kleinen, schmerzhaften Verletzungen in der Vagina, wodurch die Frau anschließend eine Zeit lang keine Lust mehr auf Sex mit einem anderen Mann hatte.

Im Lauf der Evolution bildeten sich die Häkchen zurück, und der Penis wurde glatt. Fachleuten zufolge lag das daran, dass die Menschen anfingen, monogam zu leben – sie hatten also meist nur noch einen Sexualpartner anstatt viele verschiedene. Zumindest eine mögliche Funktion der Stacheln fiel damit weg.

Manche Tiere haben immer noch einen stachligen Penis. Löwen, Tiger, Hauskatzen, Schimpansen, Mäuse, einige Fischarten und sogar bestimmte Käferarten sind damit ausgestattet. Das Herausziehen des Penis ist für die Weibchen dann oft schmerzhaft. Was auch der Grund dafür sein dürfte, dass Katzen bei der Paarung so laut schreien.

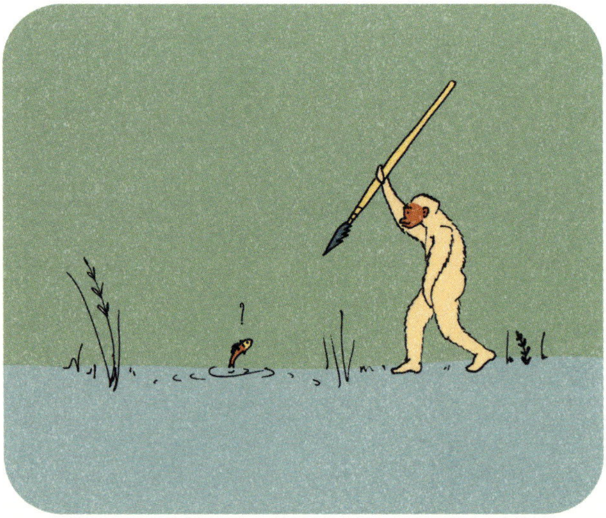

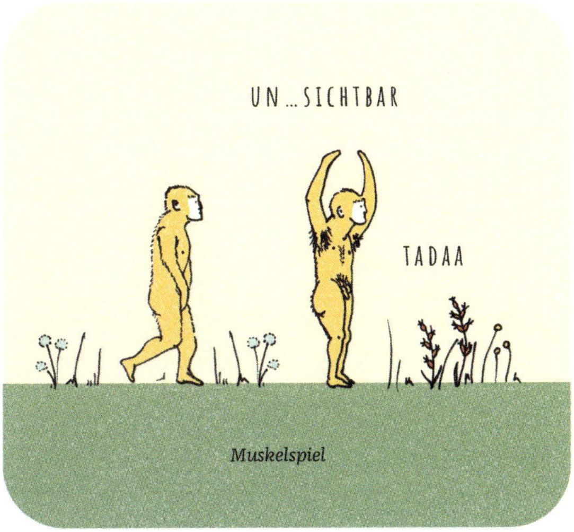

Muskelspiel

10 DER URMANN KONNTE SEINEN PENIS EINZIEHEN

Hast du ein männliches Haustier in der Nähe? Schau dir doch mal seinen Penis genauer an. Wahrscheinlich siehst du ihn kaum. Das liegt daran, dass sich der Penis im schlaffen Zustand in den Körper zurückzieht. Dafür ist eine bestimmte Muskelschicht verantwortlich.

Fachleute vermuten, dass diese Muskelschicht beim Urmann vermutlich noch viel stärker entwickelt war. Eigentlich kein Wunder – schließlich musste er nackt durch dorniges Gebüsch laufen und über kantige Felsen klettern, wenn er Tieren hinterherjagte. Da ist es eher unpraktisch – und vor allem ziemlich schmerzhaft –, wenn der Penis ungeschützt vorne herumbaumelt. Wollte der Urmann sich paaren, entspannte sich der Muskel, und der Penis kam zum Vorschein.

Die Muskelschicht bildete sich wahrscheinlich zurück, als der Mensch anfing, sich zu kleiden. Das, was heute davon übrig ist, kannst du selbst noch merken: Wenn du zum Beispiel ins kalte Wasser springst oder dich bei Eiseskälte nackt nach draußen stellst, wird die Haut am Hoden schrumpeliger und der Hodensack nach oben gezogen. So kommen die Hoden näher an den Körper und bleiben länger warm. Auch die Penishaut zieht sich zusammen, und der Penis wird kleiner. Umgekehrt passiert das Gleiche. Bei Wärme entspannen die Muskeln, wodurch auch der Hodensack tiefer hängt und die Hoden sich etwas abkühlen. So bleibt die Temperatur im Hodensack für die Spermienproduktion optimal: 2 bis 3 °C niedriger als deine Körpertemperatur.

Bonus-Info:

Die meisten Männer können diese Muskeln nicht kontrollieren. Es ist ein natürlicher Reflex.

11 IM VERGLEICH ZU ANDEREN TIEREN HAT DER MENSCH EINEN XL-PENIS

Der Penis des Blauwals ist drei Meter lang und so dick wie ein Laternenpfahl. Damit hat der Blauwal den größten Penis im ganzen Tierreich – aber er ist ja auch das allergrößte Tier.

Der Mensch hat im Verhältnis zu seiner Körpergröße einen eher großen Penis. Auf jeden Fall ist er größer, als unbedingt nötig wäre, um eine Partnerin zu befruchten. Zum Vergleich: Beim Schimpansenmännchen ist der steife Penis etwa acht Zentimeter lang, beim Gorillamännchen sind es nur vier Zentimeter, aber beide können ohne Probleme für Nachkommen sorgen. Bei den meisten erwachsenen Menschenmännern misst der Penis im schlaffen Zustand zwischen sechs und zwölf Zentimetern, der steife Penis ist ein Stück länger. Übrigens dauert es ziemlich lange, bis dein Penis seine ausgewachsene Größe erreicht hat.

Warum Menschenmänner einen verhältnismäßig großen Penis haben, ist nicht eindeutig geklärt. Fachleute vermuten, dass dies eine Folge sexueller Selektion ist: Gorillamännchen beeindrucken die Weibchen mit ihrer breiten Brust. Pfauen prahlen mit ihrem prächtigen Schwanz. Als der Mensch den aufrechten Gang lernte, zogen Männer mit großem Penis mehr Aufmerksamkeit auf sich und hatten es bei der Partnerinnensuche leichter. Dadurch wurde ihr Erbgut weitergegeben, und ihre Nachkommen hatten im Mittel ebenfalls einen größeren Penis.

Der Mensch hat zwar einen recht großen Penis, aber der Preis für das außergewöhnlichste Geschlechtsorgan geht an einen Kraken: das Papierboot, auch Argonaut genannt. Der Penis löst sich vom Krakenmännchen ab und schlüpft unter die Mantelhöhle eines Weibchens. Das Papierboot verfügt also über einen abnehmbaren Penis! Der zweite Preis geht an die Wasserwanze *Micronecta scholtzi*. Um ein Weibchen anzulocken, erzeugt das Wanzenmännchen mit seinem Penis ein Zirpen, das von der Lautstärke mit einer Türklingel mithalten kann. Stell dir mal vor, was für ein Krach herrschen würde, wenn Menschenmänner das auch könnten!

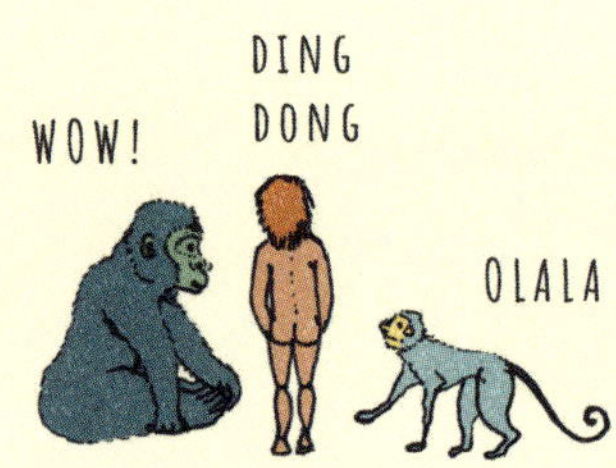

Showtime!

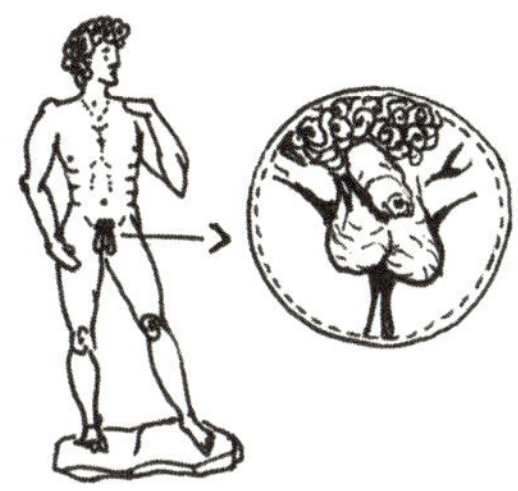

Michelangelo wusste:
Kein Ei gleicht dem anderen.

12 HODEN HÄNGEN NICHT GLEICH HOCH

Hast du schon mal Michelangelos David gesehen? Die wunderschöne, über fünf Meter hohe Marmorstatue stellt David dar, kurz bevor er den Kampf mit dem Riesen Goliath aufnimmt. Weil David nackt ist, hat man einen guten Blick auf seine Geschlechtsteile. Wer genau hinguckt, erkennt, dass sein linker Hoden tiefer hängt als sein rechter. Und das ist kein Fehler! Michelangelo hatte den menschlichen Körper bis ins kleinste Detail studiert und machte bei so was keine Fehler.

Hoden hängen nämlich nie gleich hoch. Bei etwa 85 % aller Menschen mit Hoden hängt der linke ein Stück tiefer herab, beim Rest ist es umgekehrt. Meistens ist der eine auch etwas kleiner als der andere. Das ist ein Trick der Natur, der verhindert, dass die Hoden beim Gehen gegeneinanderdrücken, und es hat auch damit zu tun, dass die Adern, die das Blut vom Penis zurück zum Herzen führen, nicht alle gleich lang sind.

Falls du dir je einen Anzug maßschneidern lässt, kann es sein, dass der Schneider dich fragt, ob du Links- oder Rechtsträger bist. Dann lässt er auf der Seite ein bisschen weiter, damit Penis und Hoden bequem Platz haben.

13 ALLE SÄUGETIERE PRODUZIEREN SMEGMA

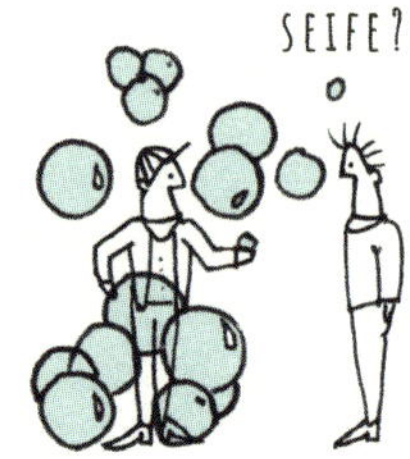

Appetitlich klingt das Wort Smegma eher nicht. Dabei bedeutet es im Griechischen einfach »Seife«. Es ist die talgige Masse, die sich unter dem Eichelrand des Penis oder zwischen den Schamlippen der Vulva bildet. Alle Säugetiere produzieren Smegma. Es besteht aus abgestorbenen Hautzellen, Talg, Urinresten und Drüsenflüssigkeit. Bei Jungen können sich auch Spermareste darin befinden.

Die Menge an Smegma, die sich bei einem Menschen bildet, hängt vom Alter ab. Beim Kind ist es sehr wenig, aber auch bei älteren Menschen ist die Menge gering.

Smegma ist etwas ganz Natürliches, trotzdem sollte es sich nicht zu lange ansammeln, weil sich Bakterien darin sonst sehr schnell vermehren können. Dann nimmt das Smegma einen unangenehmen, säuerlichen Geruch an – ein bisschen wie Stinkekäse, sagen manche. Wartest du dann noch länger mit dem Waschen, könnte es anfangen zu jucken. Auch ein Ausschlag oder sogar eine Infektion sind möglich – das wäre dann ein Grund, zum Arzt zu gehen.

Wasche also deinen Penis oder deine Vulva täglich mit lauwarmem Wasser. Beim Penis schiebst du die Vorhaut zurück, damit du alles entfernen kannst. Nimm zum Waschen keine Seife, sonst bildet sich danach nur noch mehr Smegma. Und sprühe niemals Parfüm oder Deo auf deine Genitalien, um einen schlechten Geruch zu überdecken; davon wird er nur noch schlimmer. Nur Waschen hilft wirklich.

14 EIN DRITTEL ALLER JUNGEN HAT KEINE VORHAUT

Die Vorhaut ist die bewegliche Extra-Hautschicht, die sich wie eine Schutzhülle über die Eichel des Penis legt. Bei etwa einem Drittel aller Jungen und Männer weltweit wird diese Hautschicht entfernt. Das nennt man Beschneidung.

Wahrscheinlich entstand dieser Brauch in einer afrikanischen Wüstenregion. Wenn die Männer dort in den Kampf zogen, konnten sie sich oft tagelang nicht waschen, schließlich gab es in der Wüste nur wenig Wasser. Manchmal gelangten Schmutz und Sand unter die Vorhaut und verursachten dort schmerzhafte Wunden und Entzündungen. Das gefährdete natürlich die Kampfbereitschaft der Männer. Durch die Entfernung der Vorhaut wurde dieses Problem gelöst. Wer die Beschneidung ohne einen Mucks durchstand, konnte damit zeigen, dass er ein »echter Mann« war.

Der Brauch setzte sich durch, wenn auch später hauptsächlich aus religiösen Gründen. Die Beschneidung dient als Zeichen, dass ein Junge einer bestimmten Gemeinschaft angehört. Im Judentum werden Jungen am achten Tag nach der Geburt beschnitten. Im Islam sind die Jungen im Allgemeinen etwas älter. In einigen Kulturen werden Jungen erst in der Pubertät beschnitten.

In manchen Ländern wird die Vorhaut aus hygienischen Gründen entfernt. Ein beschnittener Penis ist aber nicht unbedingt sauberer als ein unbeschnittener. Wenn du deinen Penis regelmäßig wäschst, gibt es kein Problem. Manchmal ist auch die Vorhaut verengt, wird immer wieder eingeklemmt oder entzündet sich oft. Dann kann sie mit einem kleinen Eingriff im Krankenhaus entfernt werden.

Eine Beschneidung bedeutet in der Regel keine tief greifende Veränderung, auch wenn manche Jungen berichten, dass ihr Penis danach weniger empfindsam ist. Sie wirkt sich auch kaum auf das weitere Leben aus. Beschnittene Männer können ebenso viel Freude am Sex haben wie Männer mit Vorhaut.

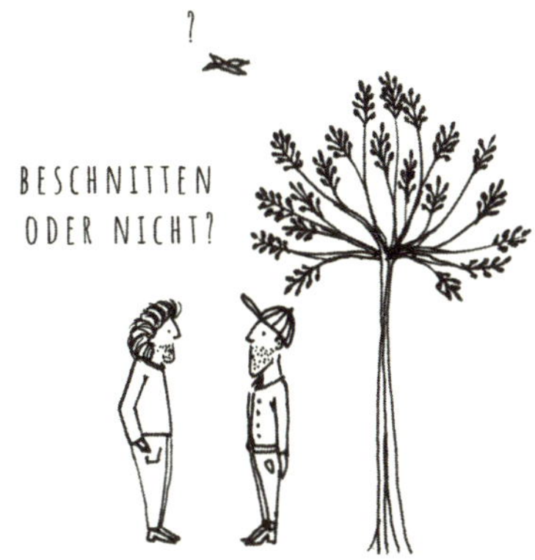

Bonus-Info:

In manchen Kulturen werden auch Mädchen beschnitten. Dabei werden ein Teil der Klitoris und manchmal auch die Schamlippen entfernt. Hier handelt es sich um einen sehr gefährlichen, schmerzhaften Eingriff, der darum auch Genitalverstümmelung genannt wird. In den meisten Ländern ist diese Praxis verboten.

15 PINKELN IM SITZEN IST LOGISCHER

Mädchen sind manchmal neidisch, weil Jungen im Stehen pinkeln können. Das wirkt so viel einfacher, als sich hinzuhocken. Dabei ist es eigentlich auch für Jungen und Männer logischer, im Sitzen zu pinkeln.

Der Urmann pinkelte nicht einfach so gegen einen Baum. Damit wäre er viel zu leichte Beute für alle möglichen Raubtiere gewesen. Also hockte er sich zum Pinkeln lieber hin und hielt sich dabei möglichst versteckt.

Heute ist zwar die Wahrscheinlichkeit, beim Pinkeln in freier Natur von einem wilden Tier angefallen zu werden, ziemlich gering. Aber wusstest du, dass es auch für Männer sinnvoll ist, sich hinzuhocken oder sich auf die Klobrille zu setzen? Dabei hängt nämlich die Harnröhre gerade herab, wodurch der Urin viel leichter abfließen kann. So bleibt kein Urin in der Harnröhre hängen, was außerdem den Vorteil hat, dass nichts nachtröpfelt. Und außerdem: Wenn alle sitzpinkeln, ist es für alle angenehmer.

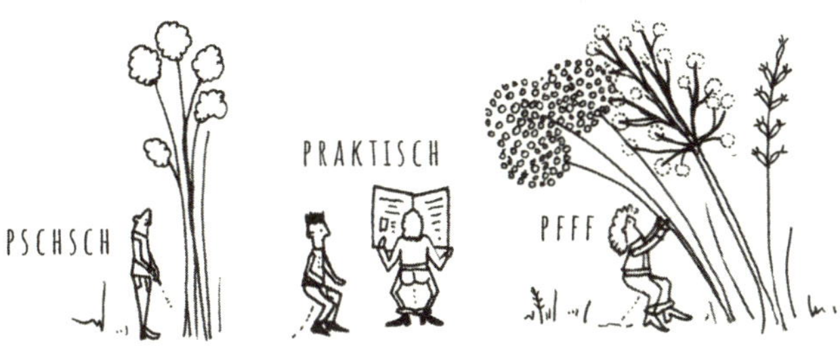

Pieselpraktiken

Bonus-Info:

Fühlt sich dein Penis beim Radfahren manchmal taub oder eingeschlafen an? Dann ist vielleicht dein Sattel nicht gut eingestellt und übt zu viel Druck auf die Schwellkörper und die Nerven im Penis aus. Stell den Sattel etwas niedriger und vor allem so, dass er nicht nach oben zeigt. Dein Penis wird es dir danken.

– 2 –

WILLKOMMEN IN DER PUBERTÄT

16 IN DER PUBERTÄT SCHALTEN DEINE HORMONE EIN PAAR GÄNGE HÖHER

Verschiedene Organe in deinem Körper sondern Stoffe ab, die alle möglichen Vorgänge steuern: die Hormone. Sie spielen dein ganzes Leben lang eine wichtige Rolle, aber in der Pubertät drehen sie so richtig auf.

In deinem Gehirn befindet sich die Hypophyse, auch Hirnanhangdrüse genannt, die Stoffe freisetzt, die dafür sorgen, dass dein Körper wächst. In der Pubertät wachsen Mädchen und Jungen im Schnitt um bis zu zehn Zentimeter pro Jahr. Wenn Eltern seufzen, dass das Kind mal wieder eine neue Hose braucht, ist das also gar nicht so ungewöhnlich. Und wer größer wird, nimmt auch an Gewicht zu. Im Schnitt etwa zwanzig Kilo.

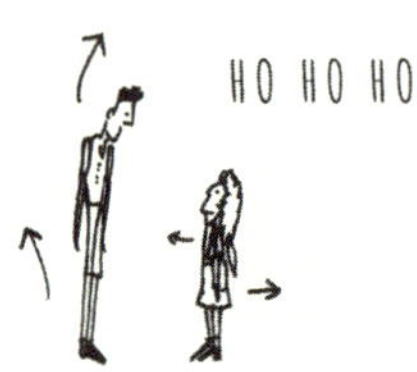

ungleicher Wachstumsschub

Leider wachsen nicht alle Knochen gleich schnell, wodurch dein Körper in der Pubertät manchmal etwas unproportional aussehen kann. Das Wachstum beginnt oft an den Füßen und Händen, gefolgt von Unterarmen und Unterschenkeln. Dann erst sind Oberarme und Oberschenkel an der Reihe. Das Ganze kann ziemlich schmerzhaft sein, weil die Muskeln nicht immer mithalten können. Sobald der Wachstumsschub vorbei ist, verschwinden zum Glück auch die Wachstumsschmerzen.

Bei Jungen wird das Hormon Testosteron in den Hoden gebildet. Das sorgt für die Spermienproduktion und die Entwicklung typisch männlicher Körpermerkmale.

Bei Mädchen bilden die Drüsen in den Eierstöcken die Hormone Östrogen und Progesteron. Die sorgen für die Reifung der Eizellen und für die erste Periode sowie für die Entwicklung anderer typisch weiblicher Merkmale.

Damit ist die Pubertät die Zeit in deinem Leben, in der sich dein Körper am meisten verändert.

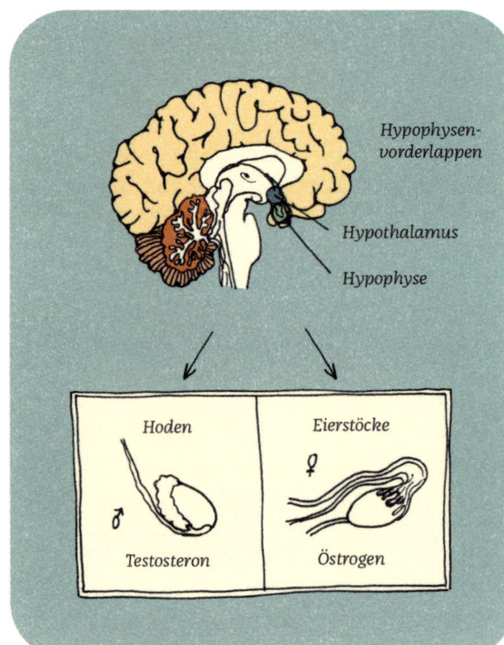

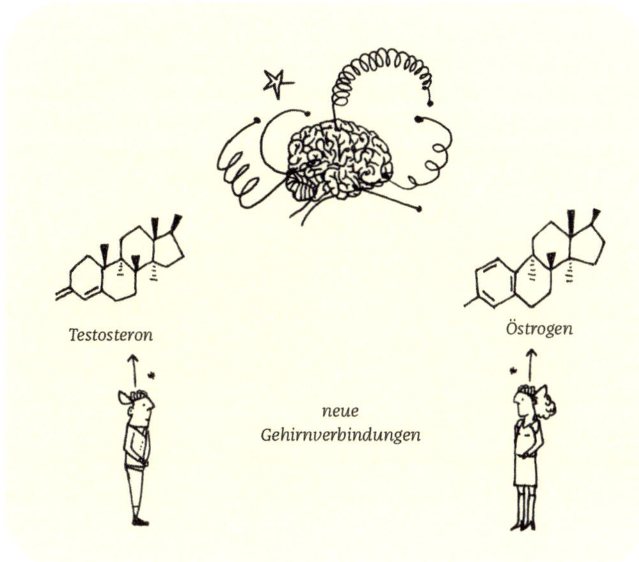

17 AUCH DEIN GEHIRN VERÄNDERT SICH

Während der Pubertät ist nicht nur dein Körper eine Baustelle, auch in deinem Gehirn finden Umbauarbeiten statt. Sogar wenn dein Körper schon ausgewachsen ist, geht das noch eine Weile so weiter.

Dein Gehirn besteht aus Gehirnzellen – auch graue Substanz oder »graue Zellen« genannt –, und Verbindungen, der sogenannten weißen Substanz. Die weiße Substanz sorgt dafür, dass alle Hirnzellen miteinander kommunizieren. In der Pubertät baut sich vor allem die weiße Substanz auf, und es werden viele neue Verbindungen angelegt. Dadurch wird dein Gehirn zur Großbaustelle. Manchmal entsteht dabei auch ein bisschen Chaos. Es dauert nämlich eine Weile, bis du dich an die ganzen neuen Verbindungen gewöhnt hast. Es kann sein, dass du während der Pubertät etwas empfindlicher und gefühlvoller wirst. Vielleicht hast du öfter mit Stimmungsschwankungen, Weinkrämpfen oder Wutausbrüchen zu kämpfen oder kannst dich in der Schule nur schwer konzentrieren.

Möglicherweise verändert sich auch dein Schlafrhythmus. Auch dafür kannst du dich bei deinen Hormonen bedanken. Vielleicht fühlst du dich abends weniger schläfrig und gehst darum später ins Bett. Aber weil dein Körper gerade enorme Veränderungen durchmacht, brauchst du immer noch deine neun bis zehn Stunden Schlaf. Es kann also sein, dass du am Morgen noch todmüde bist, wenn dein Wecker klingelt. Immer mehr Fachleute fordern darum, dass die Schule für Jugendliche in der Pubertät später anfangen soll, damit sie eine Stunde länger im Bett liegen können. Was meinst du – eine gute Idee?

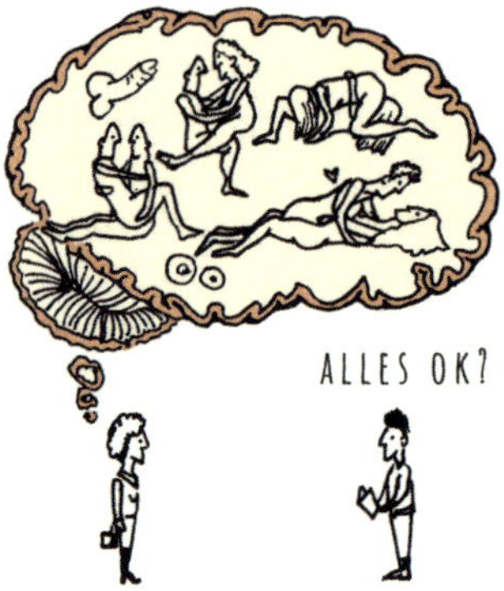

Teeniehirn in action

18 IN DER PUBERTÄT DENKST DU ÖFTER AN SEX

Sobald ein Körper anfängt, Geschlechtshormone zu produzieren, kann es sein, dass du (viel) öfter an Sex denkst als früher. Es kann auch sein, dass du viel stärker auf Berührungen reagierst. Vielleicht stellt sich an bestimmten Körperstellen ein ungewohntes Gefühl ein, wenn du etwas Erregendes siehst. Vielleicht spürst du ein Kribbeln unten im Bauch und im Genitalbereich. Manchmal wird deine Scheide feucht oder dein Penis steif, ohne dass du es willst.

Dabei handelt es sich um sexuelle Erregung, und die ist in der Pubertät ganz normal. Es sind die ersten Anzeichen dafür, dass dein Körper sich darauf vorbereitet, irgendwann Sex zu haben. Es kann gut sein, dass du noch gar keinen Sex haben willst und noch nicht mal daran denken möchtest, aber manchmal übernehmen die Hormone in deinem Körper einfach das Kommando.

Es kann auch sein, dass du an manchen Tagen sehr leicht erregt bist und an anderen Tagen überhaupt nicht. Was uns erregt, ist bei allen Menschen unterschiedlich. Manchmal passiert es, wenn in einem Buch, in einem Film oder einer Serie eine Sexszene vorkommt. Aber genauso gut kann sich alles in deinem Kopf abspielen, wenn du dir etwas vorstellst, was dich stark erregt. Vielleicht weißt du manchmal gar nicht so genau, warum du erregt bist. Auf jeden Fall ist all das völlig normal.

19 BEI JUNGEN FÄNGT ES MIT DEN HODEN AN

Etwa ab dem Alter von zehn Jahren merken Jungen häufig, dass sich ihre Hoden verändern. Sie werden größer, und auch der Hodensack wächst. Vielleicht wird die Haut röter oder dunkler und ein bisschen faltiger. Das läutet den Beginn der Pubertät ein. Das Hormon Testosteron setzt eine Menge Veränderungen in Gang: Eines Tages entdeckst du die ersten Härchen auf dem Hodensack und um die Peniswurzel herum. Dein Penis wächst, und du bekommst immer öfter eine Erektion, gegen die du wenig ausrichten kannst.

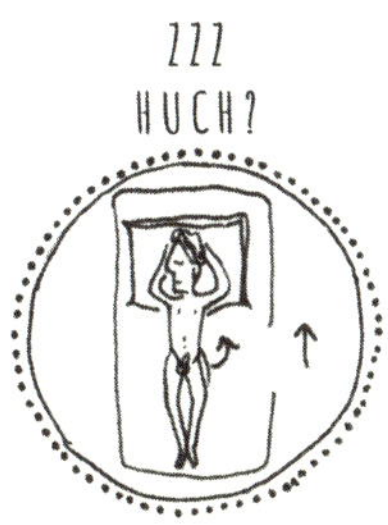

Morgenerektion

Vielleicht waren die Mädchen in deiner Klasse bis jetzt größer als du, aber jetzt bist du an der Reihe. Mit ungefähr zwölf Jahren bekommst du einen Wachstumsschub, was bedeutet, du wächst doppelt so schnell wie in den Jahren davor. Manchmal passt dir eine Hose nur ein paar Wochen lang. Weil zuerst die Knochen und dann erst die Muskeln wachsen, sehen viele Jungen eine Weile lang ziemlich schlaksig aus. Aber je weiter sich deine Muskeln entwickeln, desto stärker und kräftiger wirst du. Deine Schultern und dein Brustkorb werden breiter. Die Stimme wird tiefer, und bald sprießen auch die Achselhaare. Wahrscheinlich hast du deinen ersten Samenerguss, vielleicht sogar im Schlaf. Dann entdeckst du beim Aufwachen einen nassen Fleck im Bett. Das nennt man dann wohl einen »feuchten Traum«.

Bei manchen Jungen wölben sich die Brustwarzen und die Haut drum herum. Es sieht vielleicht aus, als würdest du Brüste bekommen, aber das ist nicht der Fall. Das sind bloß die Hormone, die ein bisschen verrücktspielen. Mit der Zeit verschwindet die Schwellung wieder von allein.

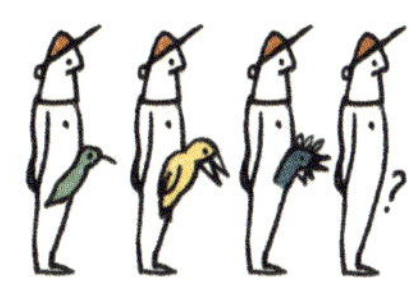

JEDER PIEPMATZ IST ANDERS

Mit sechzehn hast du dann wahrscheinlich auch mehr Haare am restlichen Körper und im Gesicht. Du kannst dich rasieren oder dir einen Bart stehen lassen, je nachdem, was du schöner findest.

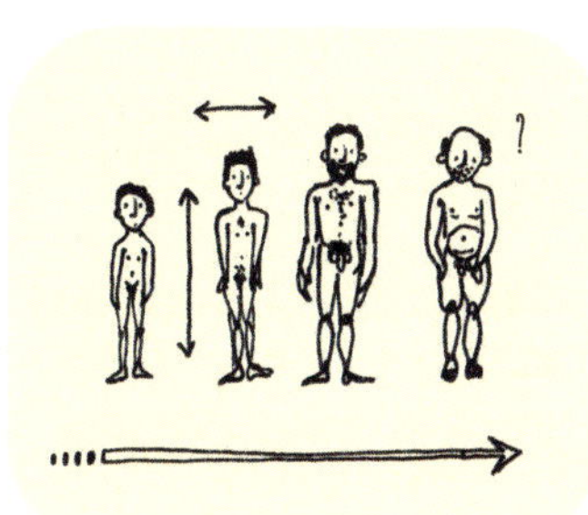

20 TESTOSTERON, EIN BESONDERES HORMON

Testosteron ist ein Geschlechtshormon, das vor allem bei Männern vorkommt. Frauen haben es auch, wenn auch in viel kleineren Mengen.

Bei einem acht Wochen alten männlichen Fötus sorgt das Y-Chromosom für die Bildung von Testosteron. Dadurch entwickeln sich Penis und Hoden. Die Hoden bilden noch mehr Testosteron, wodurch sich beim Baby männliche Merkmale entwickeln. Zum Zeitpunkt der Geburt hat ein männlicher Säugling etwa genauso viel Testosteron im Blut wie ein Zwölfjähriger. Nach etwa vier Monaten ist der Testosteronspiegel wieder gesunken, und männliche und weibliche Babys haben etwa die gleiche Menge Testosteron im Blut.

Während der Pubertät steigt der Testosteronspiegel bei Jungen wieder an und sorgt im Körper für große Veränderungen: Das Hormon regt das Wachstum von Knochen, Muskeln, Penis und Hoden an. Es lässt im Gesicht, auf der Brust, unter den Achseln und um den Penis herum die Haare sprießen, verändert die Form des Kiefers und lässt den Adamsapfel sichtbar hervortreten. Deine Nase und dein Kinn sehen allmählich markanter aus. Testosteron führt dazu, dass deine Stimme tiefer wird, ist aber auch für Pickel und für unangenehmen Körpergeruch verantwortlich. Unter dem Einfluss von diesem Hormon gehen Jungen höhere Risiken ein und bekommen mehr Lust auf Sex.

Im Schnitt haben Männer zehnmal so viel Testosteron im Blut wie Frauen. Der Testosteronspiegel kann stark schwanken. Bei einem sportlichen Wettkampf oder beim Anblick attraktiver Menschen steigt er an. In der Pubertät können die Schwankungen des Testosteronspiegels dein Leben stark beeinflussen. Zum Glück lernt dein Körper, damit umzugehen, sodass du als Erwachsener weniger damit zu kämpfen hast.

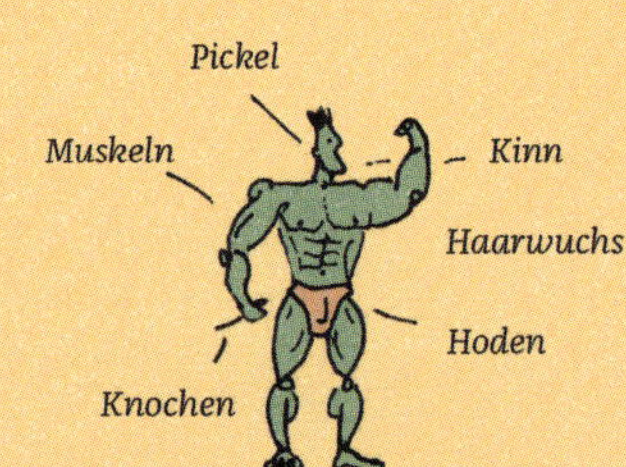

Mächtiges Hormon: Testosteron

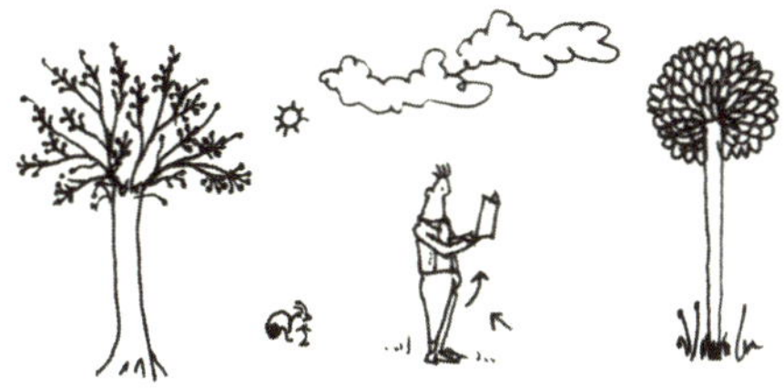

dicke Hose

21 IN DER PUBERTÄT FÜHRT DEIN PENIS MANCHMAL EIN EIGENLEBEN

Jungs bekommen von klein auf immer mal wieder »einen Steifen«, also eine Erektion. Sogar als du noch bei deiner Mutter im Bauch warst, hat sich dein Glied manchmal aufgerichtet, und auch als Kind hattest du vielleicht ab und zu eine Erektion. Aber in der Pubertät scheint es oft so, als würde dein Penis ein Eigenleben führen. Du kriegst eine Erektion, wenn du an etwas Erregendes denkst, aber auch, wenn du einfach im Bus sitzt oder dich ganz normal am Schwimmbadrand mit jemandem unterhältst. Das ist zwar unheimlich lästig, aber du kannst nur wenig dagegen tun. (Tipp: An etwas Langweiliges denken – zum Beispiel: Wie viel macht zwölf mal fünfzehn?)

Im menschlichen Körper gibt es zwei Arten von Nervensystemen. Das willkürliche Nervensystem tut, was du von ihm willst: den Arm heben, den Mund auf- oder zumachen, sich hinsetzen oder stehen bleiben. Aber über das unwillkürliche Nervensystem hast du keine Kontrolle. Es sorgt dafür, dass dein Herz weiterschlägt, dass dein Darm richtig arbeitet, dass sich deine Blase mit Urin füllt … und dass du eine Erektion bekommst.

Im Wachzustand verhindern bestimmte Nervenbahnen spontane Erektionen bei Männern und Jungen. In der Pubertät verändert sich aber in deinem Körper so viel, dass du nur noch wenig Kontrolle darüber hast.

Im Schlaf bekommen alle Männer und Jungen sechs- bis achtmal pro Nacht eine spontane Erektion. Damit kontrolliert der Körper, ob alles noch funktioniert. Der Penis wird durchblutet, das Gewebe bleibt dehnbar und gesund. Oft wachst du mit einem Steifen auf. Das ist die letzte Erektion der Nacht. Dein Testosteronspiegel ist in diesem Moment besonders hoch, und deine Erektion ist sehr fest.

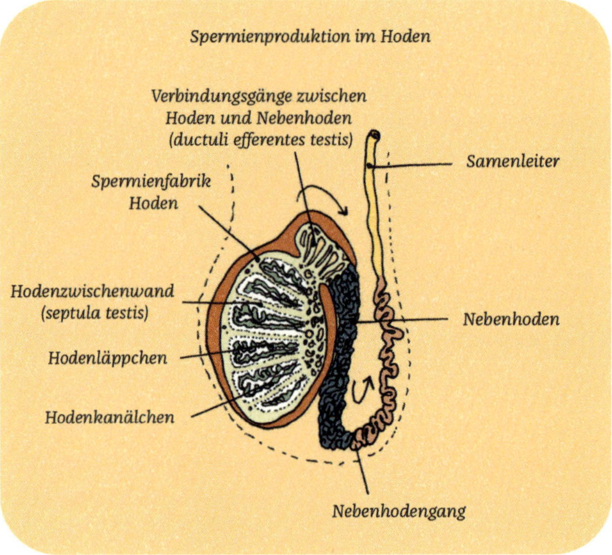

22 IN DEN HODEN WERDEN BIS ZU HUNDERT MILLIONEN SPERMIEN TÄGLICH PRODUZIERT

Von der Pubertät an bilden die Hoden Spermien, also Samenzellen. Jeder der beiden Hoden ist eine Art Fabrik, in der gut tausend Spermien pro Sekunde produziert werden. Das macht im Schnitt siebzig bis hundert Millionen pro Tag. Am Anfang sind sie noch unbeweglich und müssen in den Nebenhoden weiterreifen und schwimmen lernen. Es dauert bis zu siebzig Tage, bis eine Samenzelle fertig entwickelt ist. Danach kann sie zwei bis vier Wochen im Nebenhoden gespeichert werden.

Hat ein Junge oder ein Mann Sex – mit sich selbst oder mit jemand anderem –, wird sein Glied steif, und es wird Sperma produziert. Bei der Ejakulation – also dem Samenerguss – ziehen sich die Nebenhoden zusammen, und die Spermien werden durch den Samenleiter geschoben. Unterwegs werden sie aus drei Quellen mit Flüssigkeit versorgt: der Bläschendrüse, den Cowper-Drüsen und der Prostata. Die Flüssigkeit mit den reifen Samenzellen wird Sperma genannt. Das ist das klebrige Zeug, das rauskommt, wenn ein Junge oder ein Mann einen Samenerguss hat.

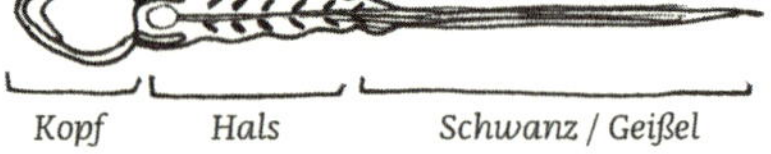

Im Schnitt kommen bei einem Samenerguss zwei bis fünf Milliliter Sperma aus dem Penis. Das ist zwar nur knapp ein Teelöffel voll, aber darin befinden sich zweihundert bis fünfhundert Millionen Spermien! Dabei machen die Spermien nur 5 % der Menge auf dem Löffel aus. Der Rest besteht aus Nährstoffen, Vitaminen und Wasser. Du kannst dir also vorstellen, wie winzig die Spermien sind. Man kann sie auch nur unter dem Mikroskop erkennen. Und trotzdem enthält jede Samenzelle dein gesamtes Erbmaterial und die Chance auf neues Leben.

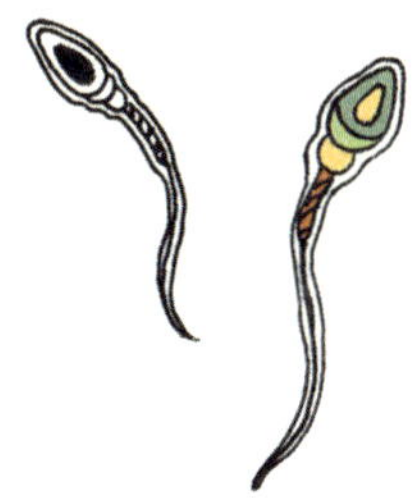

Bonus-Info:

Sperma ist so klebrig, damit es nicht so schnell aus der Vagina rausfließt. Dadurch bekommen die Spermien die Möglichkeit, in Richtung Gebärmutter weiterzuschwimmen.

Bildung der Spermien in den Samenkanälchen

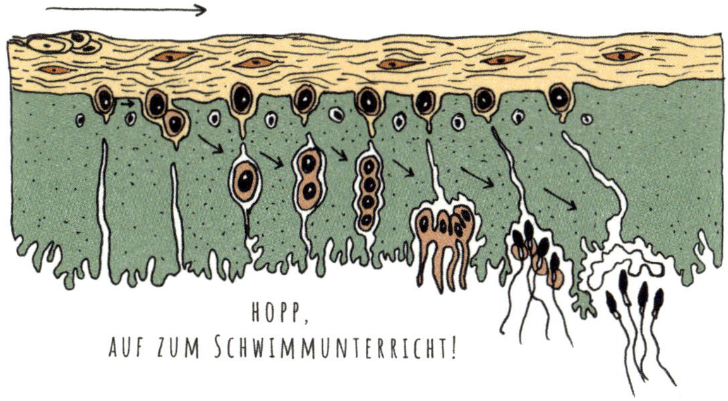

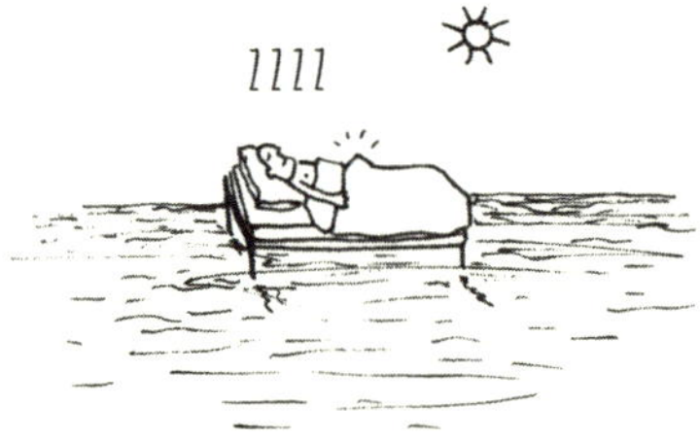

nächtlicher Samenerguss

23 DER ERSTE SAMENERGUSS PASSIERT OFT IM TRAUM

Hast du einen Penis, und ist es dir schon mal passiert, dass du morgens mit einem nassen Fleck im Schlafanzug oder auf dem Bettlaken wach geworden bist, aber nicht wusstest, woher er kommt? Dann mach dir keine Sorgen. Du hast nicht ins Bett gepinkelt. Wahrscheinlich hattest du im Schlaf einen spontanen Samenerguss – einen sogenannten feuchten Traum.

Sobald dein Körper beginnt, Spermien zu produzieren und Sperma zu bilden, bist du geschlechtsreif. Das bedeutet auch, du könntest ein Mädchen schwängern. Wenn dein Penis steif ist, kann es sein, dass auf einmal Sperma rauskommt. Es passiert, wenn du dich selbst befriedigst, wenn du mit jemandem Sex hast, oder eben – häufig das erste Mal – im Schlaf. Dafür braucht es noch nicht mal einen erotischen Traum. Es reicht schon, wenn der Stoff deines Schlafanzugs oder das Bettlaken an deinem steifen Penis reibt, und manchmal braucht es nicht mal das. Es ist ein biologischer Reflex, den du nicht kontrollieren kannst.

Feuchte Träume ereignen sich meistens in der REM-Schlafphase. REM steht für *rapid eye movement* – in dieser Phase finden die meisten Träume statt. Dann gehen Herzschlag und Atmung schneller, das Gehirn wird stärker durchblutet, aber eben auch deine Geschlechtsteile. Etwa einer von zehn Jungen hat seinen ersten Samenerguss im Schlaf. Meistens passiert das in der Pubertät, aber auch Erwachsene können feuchte Träume haben.

Bonus-Info:

Wusstest du, dass auch Mädchen feuchte Träume haben? Sie bekommen einen Orgasmus im Schlaf, aber weil nicht so viel Flüssigkeit aus der Scheide kommt, merken sie es oft selbst nicht.

24 EIN BART IM GESICHT UND IM HALS

Ein paar Jahre nach den Scham- und den Achselhaaren sprießen bei vielen Jungen die ersten Barthaare. In der Regel erscheint zuerst auf der Oberlippe ein zarter Flaum, aus dem mit der Zeit härtere Stoppeln werden. Die breiten sich erst auf der Oberlippe aus, dann allmählich auch an Kinn, Wangen und Hals. Ob du eine starke Gesichtsbehaarung bekommst, hängt von vielen Faktoren ab. Wahrscheinlich dauert es noch eine ganze Weile, bis du dir einen Vollbart oder einen Schnurrbart stehen lassen kannst. Manche Männer haben auch so gut wie gar keinen Bartwuchs.

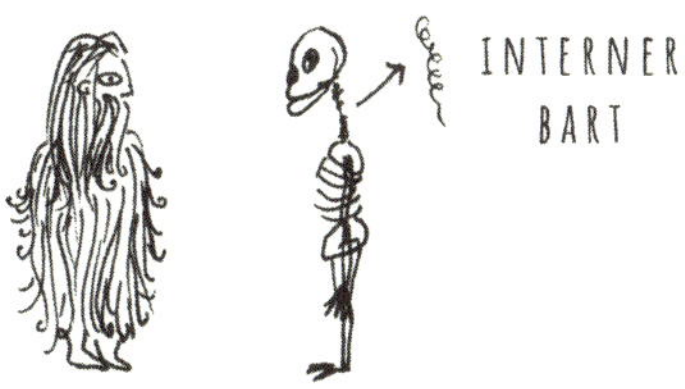

Haare überall

Das Gleiche gilt für das Brusthaar. Bei manchen Männern sprießen nur vereinzelte Haare, bei anderen sind Brust, Schultern und Rücken stark behaart. Die ersten Brusthaare erscheinen meist dicht über dem Brustbein und breiten sich von dort über den Brustkorb aus. Manchmal ist das Wachstum der Brusthaare erst mit dreißig abgeschlossen.

In der Pubertät verändert sich auch deine Stimme. Dieser Vorgang heißt Stimmbruch oder Stimmwechsel – die niederländische Sprache kennt dafür den treffenden Ausdruck »der Bart in der Kehle«. Wachstumshormone sorgen dafür, dass dein Kehlkopf wächst. Dabei werden deine Stimmbänder gedehnt, aber die Muskeln kommen nicht so schnell hinterher. Dadurch schwankt deine Stimme und klingt manchmal wie ein Piepen oder Krächzen. Bei Mädchen passiert das auch, aber weil sich ihre Stimme nicht so stark verändert, fällt es weniger auf. So ein »Bart in der Kehle« kann sehr lästig sein. Zum Glück ist er nur vorübergehend.

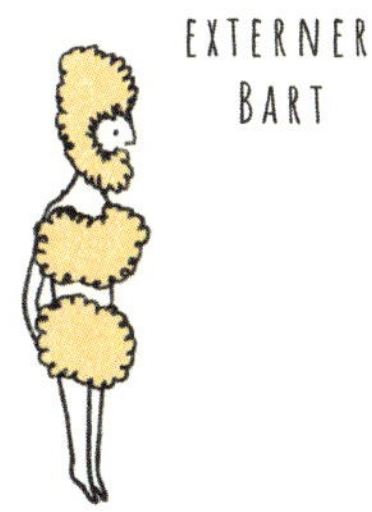

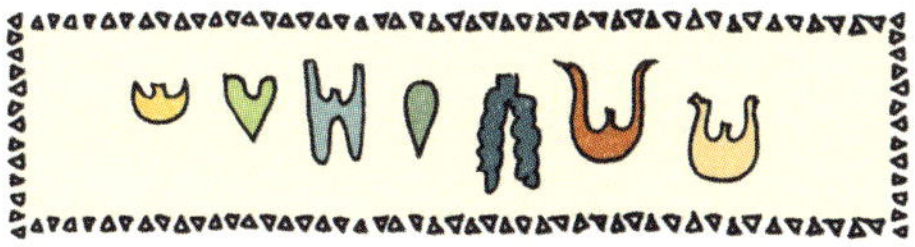

Barttypen

25 BEI MÄDCHEN BEGINNT ES AM BUSEN

Auf den ersten Klassenfotos in der Grundschule sehen sich Jungen und Mädchen meist noch sehr ähnlich. Aber ein paar Jahre später verändert sich etwas. Mädchen sind oft ein Stück größer als Jungs. Das liegt daran, dass bei ihnen die Pubertät etwas früher einsetzt und sie wie Bohnenstangen in die Höhe schießen – zwischen zehn und vierzehn Jahren um die sieben Zentimeter pro Jahr. Noch bis zum achtzehnten Lebensjahr wachsen die meisten Mädchen weiter.

Mit zehn oder elf Jahren beginnen sich die Brüste zu entwickeln. Am Anfang spürst du unter den Brustwarzen eine Verhärtung. Die Brustwarzen selbst werden größer und dunkler, genau wie die umliegende Haut. Es entstehen zwei kleine Wölbungen, und manchmal tut es beim Laufen oder Hüpfen weh. Vielleicht hilft dir ein BH.

Etwa zur gleichen Zeit sprießen auf deinem Körper die ersten Haare. Mit etwa elf Jahren erscheinen Haare auf dem Venushügel und mit etwa dreizehn auch unter den Achseln. In der Pubertät bekommst du auch zum ersten Mal deine Regel (Menstruation). Darüber mehr in Info 28.

Du siehst es nicht sofort, aber mit der Zeit werden auch deine Hüften breiter und deine Pobacken runter. Deine Oberschenkel wölben sich mehr, und es kann gut sein, dass du in der Kinderabteilung keine passenden Sachen mehr findest, sondern dir Kleidung in der kleinsten Damengröße aussuchen musst.

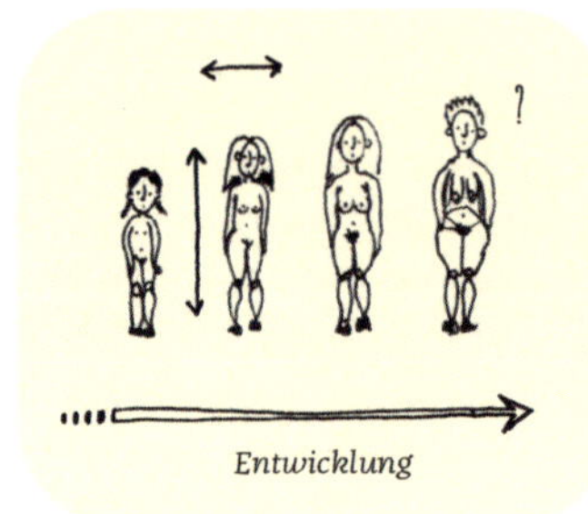

All diese Veränderungen können sich auch auf das Verhalten auswirken. Vielleicht hast du jetzt weniger Lust, mit Jungs rumzuhängen, und verbringst lieber Zeit mit deinen Freundinnen. Das ist natürlich absolut okay. Die meisten Jugendlichen – Jungs genauso wie Mädchen – müssen mit den Veränderungen erst einmal klarkommen. Mach vor allem das, wobei du dich gut fühlst, und denk dran, dass es den anderen oft ähnlich geht.

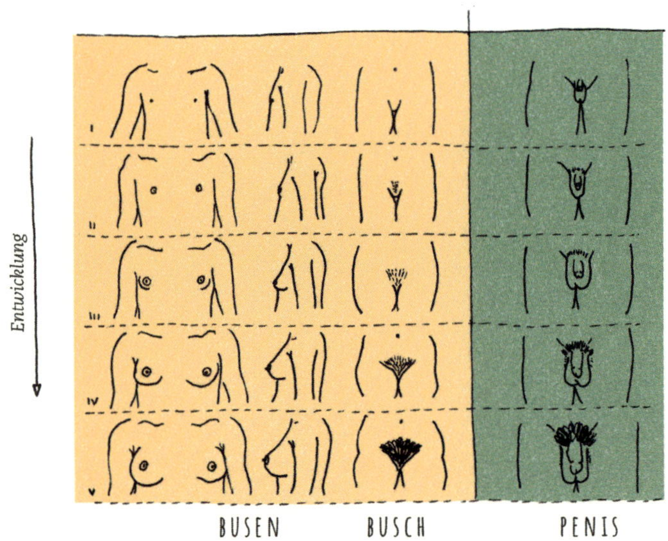

Wir sehen alle unterschiedlich aus – das ist ganz normal.

26 BRÜSTE GIBT ES IN ALLEN FORMEN UND GRÖSSEN

Mit zehn bis elf Jahren geben deine Geschlechtshormone das Startsignal für deinen Busen. Die Brustwarzen werden härter und dunkler, ebenso die Haut ringsherum. Nach einer Weile beginnen deine Brüste zu wachsen. Am Anfang ähnelt die Form einem kleinen Kegel.

Brüste zu bekommen kann unangenehm sein. Wenn du irgendwo anstößt oder dich jemand schubst, kann es sehr wehtun. Wahrscheinlich machst du dir auch manchmal Sorgen über deine Brüste. Vielleicht haben deine Freundinnen schon einen sichtbaren Busen, aber du nicht. Vielleicht hast du Angst, dass deiner zu groß wird. Vielleicht bist du mit der Form unglücklich. Vielleicht hast du das Gefühl, die eine Seite wächst schneller als die andere. Wir können dich aber beruhigen: Keine zwei Frauen haben den gleichen Busen. Es gibt apfel- und birnenförmige Brüste. Die eine bekommt einen großen Busen, bei der anderen bleibt er klein. Es gibt feste und weniger feste Brüste. Auch deine eigenen Brüste sind nicht gleich. Selbst wenn sie ausgewachsen sind, bleibt oft eine etwas größer als die andere.

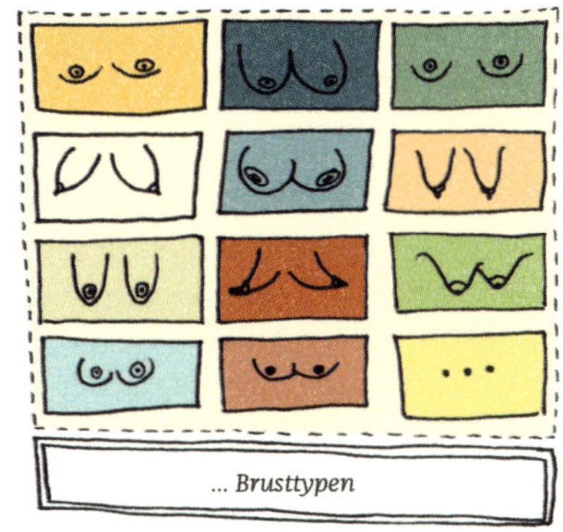

Deine Brust besteht aus Fettgewebe, Bindegewebe und der Brustdrüse. Das Fettgewebe ist für die Brustgröße verantwortlich. Bei der kleinsten Körbchengröße (AA) wiegen die Brüste je etwa zweihundert Gramm. Mit jeder Körbchengröße mehr kommen bis zu zweihundert Gramm pro Brust hinzu. Das Bindegewebe sorgt für die Festigkeit. Die Milchdrüsen werden erst aktiv, wenn du ein Baby bekommst. Sie erzeugen die Muttermilch, die über kleine Kanäle, die Milchgänge, zu den Brustwarzen geleitet wird.

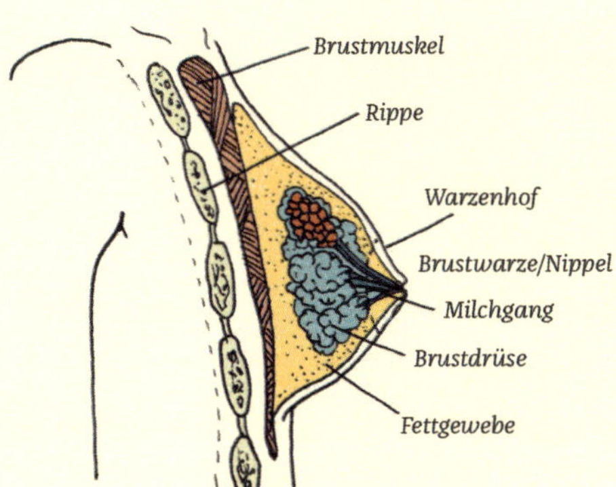

DIE BRUST

Bonus-Info:

Der Mensch ist praktisch das einzige Säugetier, bei dem die Frau andauernd einen prallen Busen hat. Bei anderen Tieren – auch bei unseren nächsten Verwandten, den Menschenaffen – sind die Brüste oder Zitzen meist nur während Schwangerschaft und Stillzeit deutlich zu sehen.

27 MIT AUSFLUSS REINIGT DIE VAGINA SICH SELBST

Wenn du als Mädchen in die Pubertät kommst, tritt häufiger Flüssigkeit aus deiner Scheide aus, und manchmal findest du einen weißen oder klaren Fleck in der Unterhose. Dieser geruchslose Ausfluss, der sogenannte Weißfluss, ist ganz harmlos und völlig normal. Damit reinigt sich deine Scheide selbst.

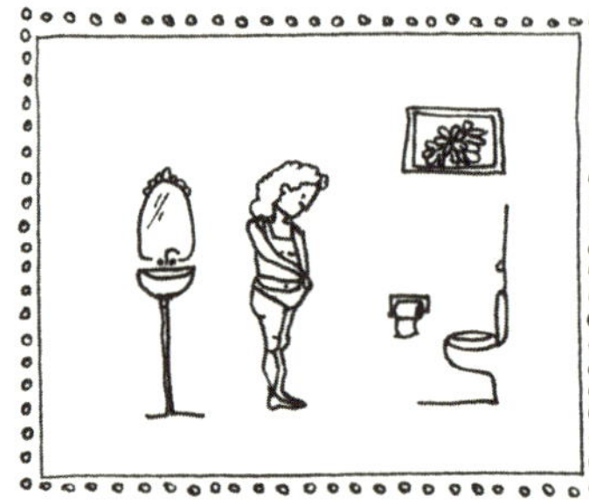
FRÜHJAHRSPUTZ

Auf der Innenseite deiner Scheide befindet sich eine Schleimhaut. Der Weißfluss ist dazu da, die Schleimhaut feucht zu halten und Fremdkeime rauszubefördern. Manchmal dringt ein Teil der Flüssigkeit nach außen. Die Menge und die Farbe der Flüssigkeit sind auch zyklusabhängig – wenn die Periode gerade vorbei ist, hast du so gut wie keinen Ausfluss. In den folgenden Tagen wird der Ausfluss dicker und kann auch eine andere Farbe annehmen. Um den Eisprung herum (mehr dazu später) ist die Flüssigkeit klebrig-klar.

Wenn du erregt bist und Lust auf Sex hast, wird der Ausfluss stärker. Damit sorgt die Scheide dafür, dass du keine Schmerzen bekommst, wenn vielleicht irgendwann beim Sex ein Junge mit seinem Penis eindringt. Auch wenn du dich selbst befriedigst, sondert deine Scheide Flüssigkeit ab.

Weißfluss ist ganz normal. Ein Grund zur Sorge wäre nur, wenn der Ausfluss grünlich oder bräunlich wird oder fischig riecht. Auch wenn die Scheide juckt oder es beim Pinkeln brennt, sind das Hinweise auf eine Infektion. Beides ist kein Zeichen von zu wenig Hygiene. Eine Infektion kann entstehen, wenn du deine Vulva und Vagina mit (parfümierter) Seife wäschst, zu häufig Slipeinlagen trägst oder auch durch Antibiotika. Falls du schon Sex hattest, kann es auch sein, dass du dir eine sexuell übertragbare Infektion (STI) zugezogen hast (mehr dazu in Info 74). Dann ist ein Arztbesuch fällig.

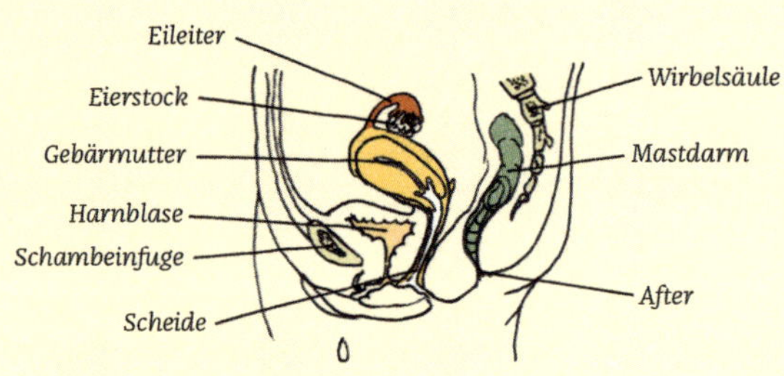

GROSSREINEMACHEN

28 FRAUEN MENSTRUIEREN IM SCHNITT VIERHUNDERTFÜNZIGMAL IM LEBEN

Sobald bei einem Mädchen die Geschlechtshormone aktiv werden, reifen in den Eierstöcken Eizellen heran. Etwa alle achtundzwanzig Tage ist wieder eine Eizelle reif, um befruchtet zu werden. Zeitgleich bereitet sich die Gebärmutter auf eine mögliche Schwangerschaft vor. Die Schleimhaut an der Innenseite wird dicker und stärker durchblutet.

Bleibt die Eizelle unbefruchtet, stirbt sie ab. Die Gebärmutter reinigt sich selbst, indem sie die verdickte Schleimhaut abstößt. Das ist dann die Menstruation, auch als Regelblutung, Regel, Periode oder Tage bekannt. Im Mittel kommt die Periode alle achtundzwanzig Tage, aber es können auch einundzwanzig oder fünfunddreißig sein. Dieser Zeitraum wird Menstruationszyklus genannt. Dein Zyklus wird – zumindest am Anfang – noch sehr unregelmäßig sein. In deinem ganzen Leben wirst du ungefähr vierhundertfünfzigmal deine Regel bekommen. Je nach Länge deiner Menstruation sind das zusammengenommen bis zu dreitausendfünfhundert Tage, also fast zehn Jahre deines Lebens.

Die Menstruation dauert drei bis acht Tage. Der Blutverlust in dieser Zeit ist gering: zwischen einem Fingerhut und einer kleinen Tasse voll (30 bis 90 Milliliter). Anfangs genügt häufig eine Slipeinlage, um das Blut aufzufangen. Später kannst du eine Binde, einen Tampon oder eine wiederverwendbare Menstruationstasse benutzen.

MENSTRUATIONSZYKLUS

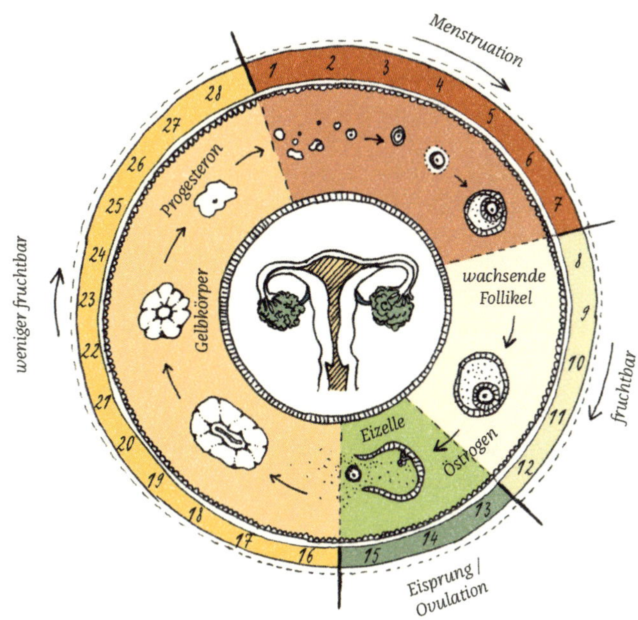

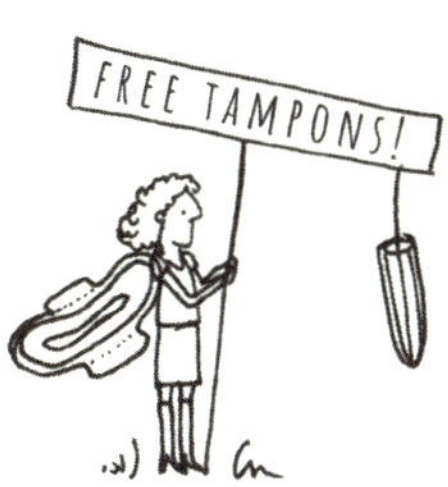

schottische Superheldin

Bonus-Info:

Seit 2014 ist der 28. Mai der Internationale Tag der Menstruationshygiene. Dieser Tag wirbt für mehr Aufmerksamkeit und Aufklärung rund um das Thema Menstruation. Aktionsgruppen fordern etwa, dass Binden und Tampons weltweit allen Frauen und Mädchen kostenlos zur Verfügung stehen sollten. 2020 war Schottland das erste Land, das diese Forderung umsetzte.

29 MÄDCHEN HABEN KEIN BLAUES BLUT

Wenn Mädchen und Frauen ihre Periode haben, fließt rotes Blut aus ihrer Vagina. Wer jedoch häufig Fernsehwerbung sieht, könnte auf die Idee kommen, dass da etwas Blaues rauskommt. In Werbespots wird häufig blaue Flüssigkeit verwendet, um zu zeigen, wie saugfähig die Binde oder der Tampon ist.

Die Menstruation war schon immer ein Tabuthema. In den Fünfzigerjahren gab es in manchen Läden einen eigenen Tisch für »Hygieneprodukte« mit einem unauffälligen Behälter daneben, in den frau das Geld einwerfen konnte. So konnten Frauen Tampons und Binden kaufen, ohne dass jemand etwas mitbekam. Lange wurden in der Werbung nicht einmal Wörter wie »Menstruation« oder »Periode« benutzt. Die Rede war bloß von den »kritischen Tagen«.

Als Binden und Tampons dann endlich auch im Fernsehen beworben wurden, nutzten die Hersteller statt Blut eine blaue Flüssigkeit, um auch ja niemanden zu schockieren. Blau galt als »saubere Farbe«, die irgendwie auch an Reinigungsprodukte erinnerte. Schon seltsam, dass etwas so Natürliches wie Menstruation mit Putzmitteln in Verbindung gebracht werden muss, oder? Wie viele Mädchen sich wohl zu Tode erschreckt haben, als sie zum ersten Mal einen *roten* Fleck entdeckten?

Zum Glück ändern sich die Zeiten. Immer mehr Hersteller trauen sich, in ihren Werbespots eine blutähnliche rote Flüssigkeit zu verwenden. Du kannst uns glauben – wirklich keine Frau hat blaues Blut, nicht mal die Königin von England!

Bonus-Info:

Im Jahr 1946 brachte Disney einen Film über Menstruation zur Aufklärung in Schulen heraus. Auf YouTube findest du ihn unter *The Story of Menstruation*. Er wirkt ein bisschen altmodisch, aber er war für die damalige Zeit ziemlich fortschrittlich.

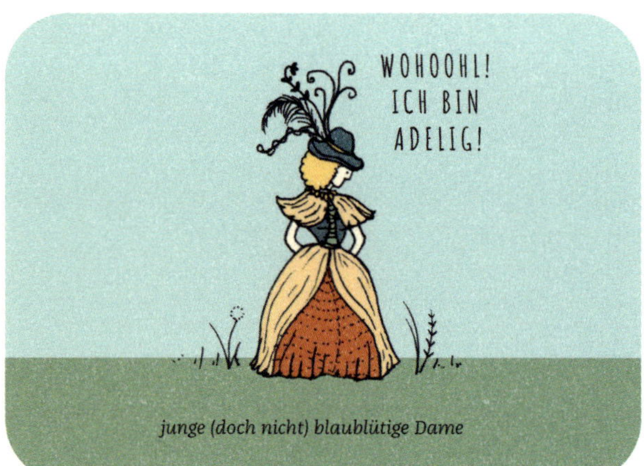

junge (doch nicht) blaublütige Dame

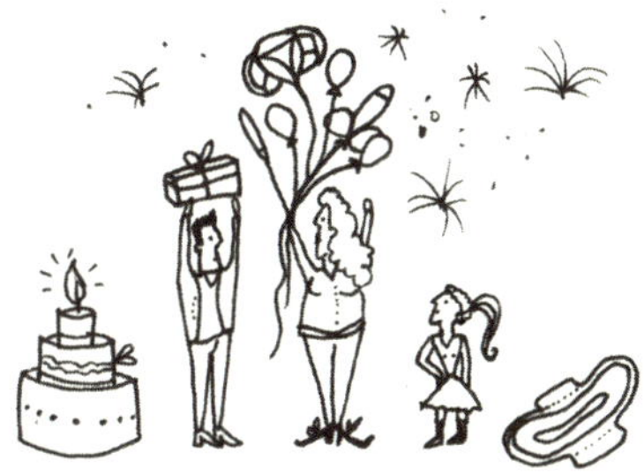

30 IN MANCHEN LÄNDERN WIRD DIE ERSTE MENSTRUATION MIT EINEM GROSSEN FEST GEFEIERT

Die erste Menstruation eines Mädchens wird als Menarche bezeichnet. Das Wort stammt aus dem Griechischen und bedeutet ursprünglich so viel wie »Monatsanfang«. In manchen Kulturen wird die erste Menstruation mit einem großen Fest begangen, das den Übergang vom Mädchen zur Frau markieren soll.

Bei den Tamilen, einer Volksgruppe in Sri Lanka, muss sich das Mädchen, das zum ersten Mal seine Regel bekommt, für einen Tag isolieren. Sie badet und bekommt schöne neue Kleider. Am folgenden Tag wird die ganze Familie – Tanten, Onkel, Nichten und Neffen – eingeladen, um das Ereignis zu feiern. Das Mädchen bekommt Geschenke und darf zum ersten Mal einen Sari anziehen. Das ist ein besonderes Gewand, das nur erwachsene Frauen tragen dürfen.

Die Navajo in den USA feiern die Menarche mit einer sogenannten Kinaalda. Zuerst bekommt das Mädchen eine besondere Massage, bei der sie symbolisch zur Frau »geknetet« wird. Danach muss sie verschiedene Prüfungen bestehen, um ihre Kraft und Ausdauer unter Beweis zu stellen. Am vierten Tag feiert die Gemeinschaft ein Fest, das die ganze Nacht dauert.

In Japan erhalten Mädchen bei ihrer ersten Periode eine besondere Mahlzeit. Das Gericht heißt Sekihan und besteht aus Reis und roten Adzukibohnen. Das Rot steht für Glück und Zufriedenheit.

Würdest du dich über ein Menarche-Fest freuen? Auf YouTube kannst du dir den lustigen Film *First Moon Party* anschauen. Vielleicht bringt der dich auf Ideen.

31 MENSTRUIERENDE FRAUEN SIND NICHT ÜBERALL WILLKOMMEN

Etwa achthundert Millionen Mädchen und Frauen menstruieren jeden Tag weltweit. Man sollte also meinen, es wäre das Normalste von der Welt. Für viele Menschen aber ist es ein Tabu – das heißt, sie sprechen nicht darüber. An manchen Orten sind Mädchen und Frauen sogar nicht willkommen, wenn sie ihre Regel haben.

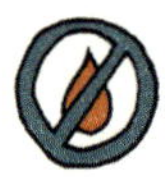

Menstruieren verboten

In den Bergen von Nepal gelten blutende Mädchen und Frauen als unrein und dürfen nicht im Haus schlafen. Sie werden in eine abgelegene Hütte verbannt. Das ist gefährlich, auch weil sich oft Schlangen und Ungeziefer in diesen Hütten befinden. Dieser Brauch wird Chhaupadi genannt und ist offiziell verboten, doch in einigen Gegenden halten sich die Leute nicht an das Verbot.

In Malawi und in Uganda sind manche Menschen überzeugt, dass Pflanzen absterben, wenn ein Mädchen während ihrer Periode durch den Garten läuft. Darum darf es in dieser Zeit das Haus nicht verlassen und kann nicht zur Schule gehen. In Bangladesch hält sich hartnäckig das Gerücht, dass mit Periodenblut befleckte Kleidung böse Geister anlockt. Viele Mädchen fühlen sich in dieser Zeit zu Hause sicherer.

Auch hierzulande ranken sich noch immer viele Legenden rund um das Thema Menstruation, dabei ist sie einfach nur ein Zeichen, dass der Körper gesund ist: Er verfügt über genug Energie, um einen ganzen Zyklus zu durchlaufen. Bei Mädchen, die stark untergewichtig sind oder unter starkem Stress leiden, kann die Menstruation ausbleiben.

Zum Glück gibt es Organisationen, die sich dafür einsetzen, das Tabu rund um die Menstruation aus der Welt zu schaffen. Sie bieten nicht nur Aufklärung für Mädchen und Frauen, sondern auch für Jungen und Männer, damit auch sie begreifen, dass die Menstruation ein ganz natürlicher Vorgang in einem gesunden Körper ist.

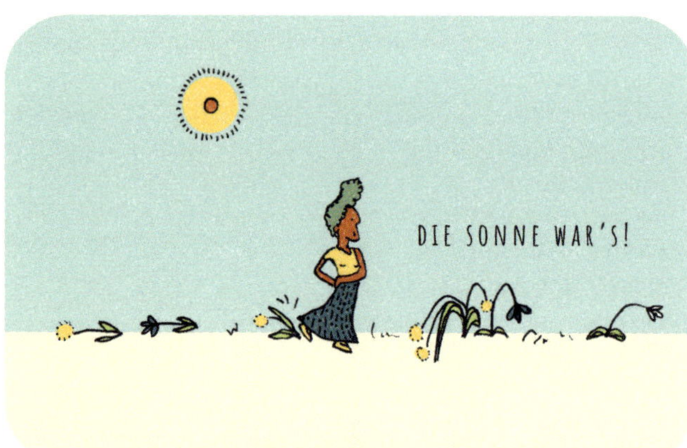

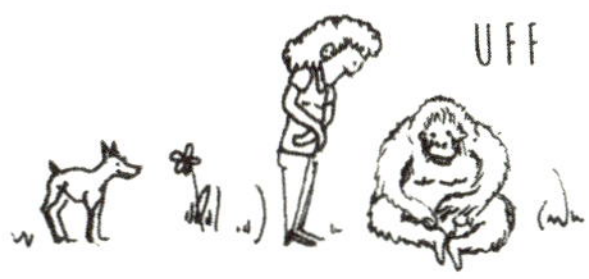

blutende Säugetiere

32 MENSTRUIEREN TIERE AUCH?

Nur bei Menschen, einigen Menschenaffen sowie bestimmten Fledermaus- und Nagetierarten fließt Blut aus der Vagina, wenn sie nicht befruchtet werden. Bei den meisten anderen Säugetieren wird das Blut aus der Gebärmutter direkt wieder vom Körper aufgenommen. Es fließt also nichts raus.

Das liegt daran, dass bei den meisten Säugetieren die Schleimhaut auf der Innenseite der Gebärmutter nicht so dick ist. Bei Menschen, Orang-Utans und Schimpansen hingegen schon. Das kommt auch daher, dass ihre Embryos sich viel tiefer in die Schleimhaut einnisten. Wird ein Weibchen nicht befruchtet, fließt etwa ein Drittel des Blutes aus der Gebärmutter nach draußen. Der Rest wird durch die Gebärmutter aufgenommen.

Aber was ist mit meiner Hündin? Die blutet doch auch manchmal! Das stimmt, aber das ist keine Menstruation. Es hat mit dem Eisprung zu tun. Wenn sich bei Säugetierweibchen wie deiner Hündin die Gebärmutterschleimhaut aufbaut, sie also fruchtbar sind, platzen dabei kleine Blutgefäße. Dadurch kommt es zu einer Blutung. Daran kann ein Rüde riechen, dass die Hündin läufig – also fruchtbar – ist.

Die Länge des Zyklus bei verschiedenen Säugetieren ist sehr unterschiedlich. Pandas, Bären und Wölfe sind nur einmal im Jahr fruchtbar, Hunde können zweimal pro Jahr Welpen bekommen. Menschen sind einmal im Monat fruchtbar. Natürlich gibt es auch Tiere mit einem sehr kurzen Zyklus. Bei Rattenweibchen beginnt alle fünf Tage ein neuer – sie können also sehr oft im Leben Junge bekommen.

33 WAS DU SCHON IMMER ÜBER TAMPONS UND BINDEN WISSEN WOLLTEST, ABER DICH NICHT ZU FRAGEN GETRAUT HAST

Tampons und Binden gibt es schon sehr lange. Von den Frauen im alten Ägypten wissen wir, dass sie Leinen, Papyrus oder Holzstoff zum Tampon aufwickelten. Im hohen Norden wurde Torfmoos als Binde verwendet.

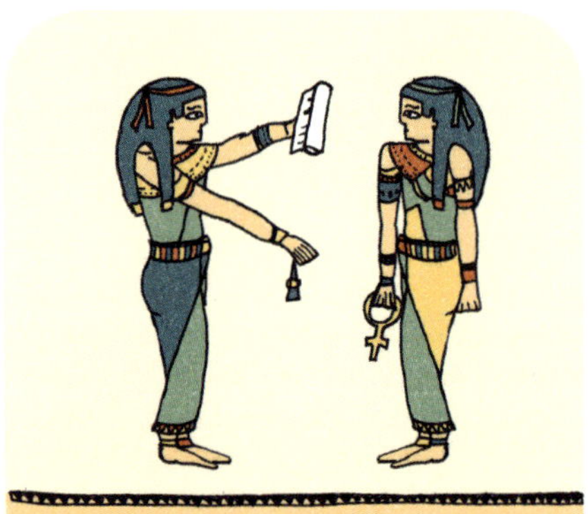

HAST DU MAL WAS STOFF?

Wattetampons gibt es seit etwa 1930. In manchen Ländern werden sie mit einer Plastikhülle, einem Applikator, verkauft, sodass beim Einführen des Tampons die Scheide nicht mit den Fingern berührt werden muss. Da eine Frau in ihrem Leben bis zu zehntausend Tampons und Binden benutzt, entsteht dabei natürlich auch eine Menge Müll, vor allem, wenn noch Extraplastik dabei ist.

Ganz junge Mädchen haben manchmal Schwierigkeiten, einen Tampon einzuführen. Wahrscheinlich musst du erst mal ein bisschen suchen, und vielleicht tut es auch etwas weh. Das ist normal. Je älter du wirst, desto besser bist du mit deinem Körper und deiner Scheide vertraut – das macht es viel leichter. Häufig entscheiden sich junge Mädchen darum am Anfang für eine Binde. Wenn du unsicher bist, frag deine Mutter, deine Ärztin oder eine andere Vertrauensperson um Rat.

Binden gibt es auch schon eine Weile. Anfangs waren es Tücher, die die Frauen selbst nähten und in einer speziellen Unterhose getragen wurden. Die erste Wegwerfbinde kam in Deutschland schon 1894 auf den Markt. Es sollte noch bis in die Sechzigerjahre dauern, bis jemand auf die Idee kam, die Binde mit einem Klebestreifen zu versehen, damit sie in der Unterhose nicht verrutscht.

Zum Glück gibt es heute auch waschbare Binden und wiederverwendbare Menstruationstassen. Bei der Tasse handelt es sich um einen kleinen Kelch aus Kunststoff, den du in deine Scheide schieben kannst, wo er dann das Blut auffängt. Du musst ihn einfach zwischendurch ausspülen. Leona Chalmers hatte die Idee schon in den 1930er-Jahren, aber damals wollte davon noch niemand etwas wissen, weil viele die Vorstellung eklig fanden. Heute benutzen immer mehr Frauen Menstruationstassen.

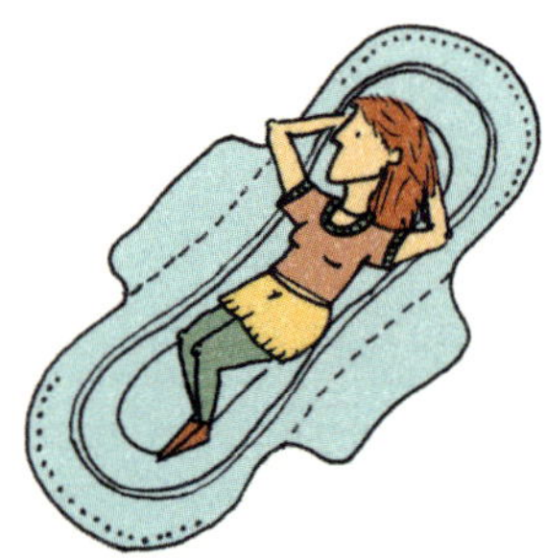

PERFEKTE LAGE

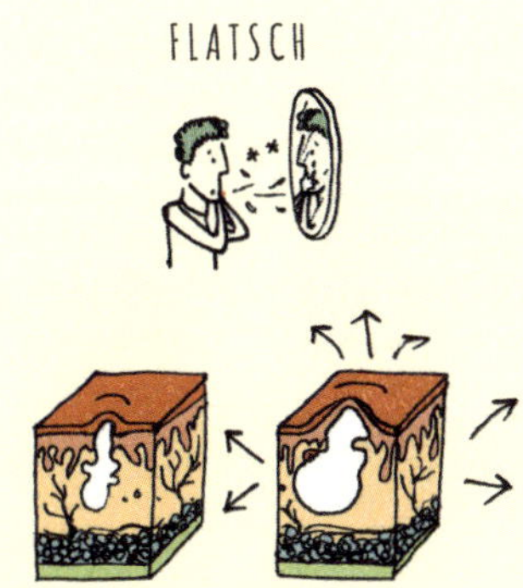

Pustelbildung

34 PICKEL UND PUSTELN? GIB DEN HORMONEN DIE SCHULD

Du guckst morgens in den Spiegel und entdeckst als Erstes einen feuerroten Pickel mitten auf deiner Stirn. Lästig, aber in der Pubertät leider ziemlich normal. Die Geschlechtshormone sorgen dafür, dass die Talgdrüsen in deiner Haut mehr Fett absondern, wodurch die Poren verstopfen. Es entstehen schwarze Punkte, auch als Mitesser bekannt. Wenn die sich entzünden, bekommst du Akne – also Pickel. Sie können im Gesicht auftreten, aber auch auf den Schultern, am Rücken, Hals und sogar auf den Pobacken. Nicht alle haben gleich stark damit zu kämpfen. Häufig ist Akne erblich. Frag mal deine Eltern, ob sie früher Pickel hatten, dann kannst du abschätzen, ob du auch Probleme damit bekommst. Wenn du sehr gestresst bist oder gerade deine Regel hast, kann sich die Akne verschlimmern. Zum Glück sind Pickel nicht ansteckend und in der Pubertät völlig normal.

Mit der Zeit verschwinden sie auch wieder. Leider gibt es kein Wundermittel, um sie komplett loszuwerden. Ein paar Dinge kannst du aber tun, um es nicht schlimmer zu machen: Wasch dich jeden Tag mit Wasser und einer milden Waschlotion, um abgestorbene Hautschüppchen und Schmutz zu entfernen. So verstopfen deine Poren nicht so schnell und entzünden sich seltener. Und wenn der Pickel schon da ist? Auf keinen Fall ausdrücken. Dadurch kann eine Narbe entstehen, die dann dein Leben lang sichtbar bleibt. Nimm besser eine spezielle Hautcreme, die die Pickel austrocknet.

Trink ausreichend Wasser, um die Giftstoffe aus dem Körper zu schwemmen, und iss mehr Obst und Gemüse. Das ist sowieso gesund.

Du leidest an starker Akne? Dann frag beim Haus- oder Hautarzt oder in der Apotheke um Rat.

Bonus-Info:

Hast du irgendwo gelesen, dass Zahnpasta Pickel austrocknet? Das stimmt leider nicht! Zahnpasta enthält mehrere Stoffe, die die Haut reizen und damit die Akne verschlimmern können.

35 SCHWEISSGERUCH ERLEICHTERT DIE LOSLÖSUNG

Erinnern dich deine Eltern in letzter Zeit verdächtig oft daran, dass du mal duschen solltest? Vielleicht haben sie recht damit. In der Pubertät verändert sich dein Körpergeruch, dein süßer Kinderduft verfliegt. Du selbst merkst es fast gar nicht, aber deine Umgebung schon.

Schuld sind die apokrinen Schweißdrüsen, die mit der Pubertät funktionstüchtig werden. Sie befinden sich in deinen Achselhöhlen, rund um die Geschlechtsteile und die Brustwarzen sowie im Afterbereich. Außerdem produziert deine Haut mehr Talg, und durch die Geschlechtshormone verändert sich dein Körper andauernd. Bestimmte Bakterien auf der Haut zersetzen den Schweiß, die Hormone und den Talg. Dabei entsteht ein unangenehmer Geruch. Ein bisschen, wie wenn du vergisst, den Müll rauszubringen ... Der fängt dann auch an zu müffeln.

Manche Fachleute glauben, das könnte ein Trick der Natur sein, um Kinder von ihren Müttern zu lösen. Eltern – und ganz besonders Mütter – lieben den Duft ihres neugeborenen Babys, und das bleibt eine ganze Weile so. Der Duft erleichtert die Bindung zwischen Eltern und Kind. Wenn die Kinder aber in der Pubertät zu miefen beginnen, werden sie für die Eltern weniger anziehend. So hart das klingt: Dadurch fällt es Eltern und Kindern ein bisschen leichter, sich voneinander zu lösen.

Mit ein paar Tipps wird der Gestank nicht allzu schlimm:

- Wasch dich jeden Tag mit Wasser und mildem Duschgel.
- Trage Kleidung aus natürlichen Materialien wie Baumwolle und Leinen. Bakterien lieben Kunstfasern und vermehren sich darin noch schneller.
- Gib deine Unterhosen und Socken öfter in die Kochwäsche, um alle Bakterien abzutöten.
- Benutze ein Deo, das hemmt den Geruch.

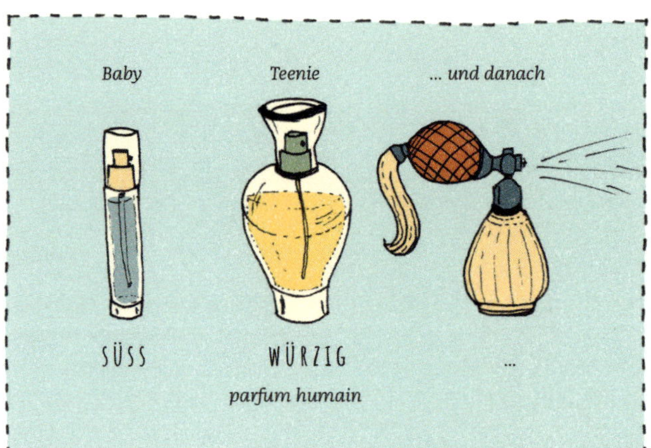

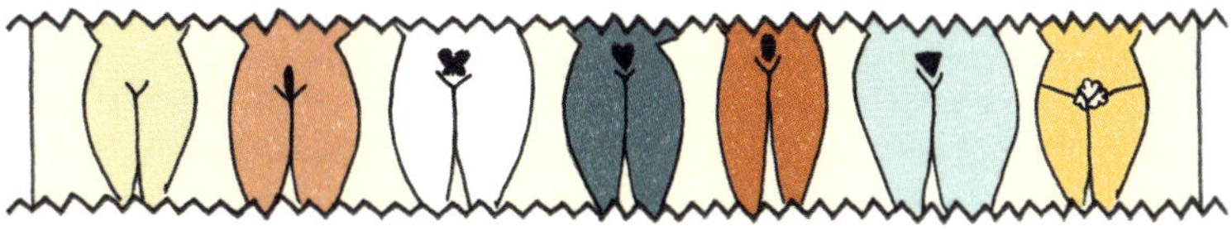

INTIMFRISUREN

36 SCHAMHAAR IST KEIN GRUND ZUM SCHÄMEN

In der Pubertät wachsen dir Haare unter den Achseln und rund um die Geschlechtsteile. Diese Haare sehen oft anders aus als die auf deinem Kopf. Meistens sind sie etwas dunkler und krauser. Wozu unser Schamhaar überhaupt gut ist, ist nicht ganz klar. Vielleicht hat es mit dem Geruch zu tun: Bestimmte Duftstoffe, die unsere Körperdrüsen absondern, bleiben im Schamhaar hängen. Unsere fernen Vorfahren konnten so riechen, ob jemand Lust auf Sex hatte. Heute schnuppern wir nicht mehr aneinander. Das Schamhaar haben wir trotzdem noch, und es schadet auch nicht.

Im alten Ägypten entfernten sich die Menschen ihr Intimhaar mit Bienenwachs, und auch die alten Griechen und Römer bevorzugten einen ganz glatten Körper. Im Mittelalter war man anderer Meinung. Die französische Königin Katharina von Medici verbot ihren Hofdamen, sich zu enthaaren. Die strenggläubige und prüde Königin fand es besser, wenn die Geschlechtsteile unter Haaren verborgen waren. In viktorianischen Zeiten trugen Damen mit wenig Intimbehaarung sogar Schamperücken – die sogenannten *merkins*. Der britische König George IV. soll ein großer Freund des vollen Schamhaars gewesen sein. Seine Vorliebe ging angeblich so weit, dass er eine Schamhaarlocke von jeder Geliebten aufbewahrte.

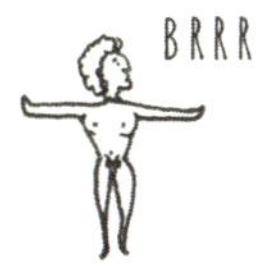

in alten Zeiten

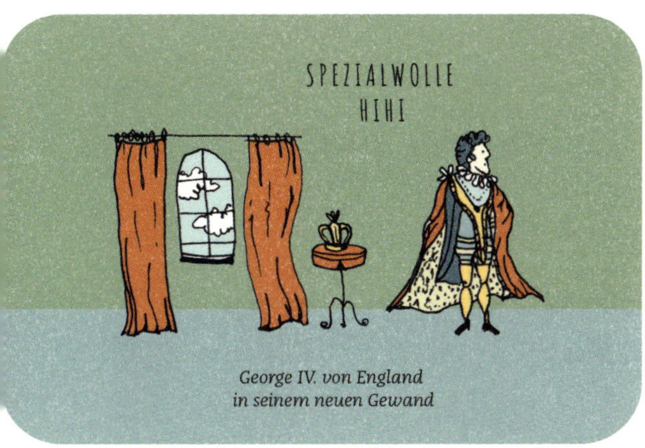

George IV. von England in seinem neuen Gewand

In den Sechzigerjahren des 20. Jahrhunderts änderte sich der Geschmack wieder. Der Trend ging zu mehr Nacktheit, und Frauen rasierten sich die Achseln, weil sie es schöner fanden. Dass sie sich häufig auch die Schamhaare entfernten, hatte mit dem Aufkommen des Pornofilms zu tun. Die Haare behinderten die Sicht auf die Geschlechtsteile, was die Menschen, die gerne Nacktfilme guckten, weniger schön fanden.

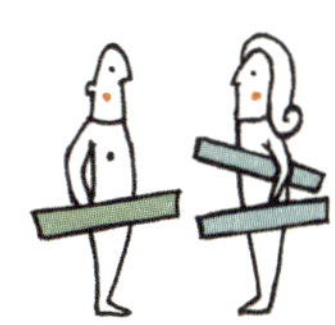

Dabei ist Intimbehaarung völlig in Ordnung. Sie zeigt, dass du erwachsen bist. Viele Menschen finden Schamhaar auch einfach schön und überhaupt nicht zum Schämen. Aber was du damit machst, ist ganz allein deine Sache.

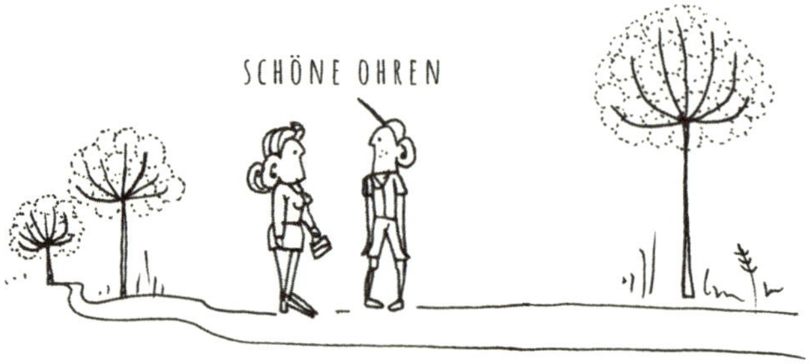

Auswüchse der Pubertät

37 IN DER PUBERTÄT IST FAST NIEMAND MIT SICH ZUFRIEDEN

Wenn du alle Texte in diesem Kapitel gelesen hast, weißt du inzwischen, dass sich dein Körper in der Pubertät stark verändert – sowohl von innen als auch von außen. Du wächst, aber nicht alles an dir wächst gleich schnell. Vielleicht wirken deine Ohren im Verhältnis zum Kopf seltsam groß, oder du schießt in die Höhe, aber dein Penis ist sehr klein, oder deine Brüste wachsen, obwohl der Rest deines Körpers noch ganz kindlich aussieht. Zur gleichen Zeit sprießen dir Haare an allen möglichen Stellen, als Mädchen bekommst du deine erste Regel, als Junge deinen ersten Samenerguss.

Und als wär das alles noch nicht genug, sorgen die typisch männlichen und weiblichen Geschlechtshormone auch noch für ein Gefühlschaos. Was dir früher Freude bereitet hat, langweilt dich heute vielleicht nur noch. Du streitest dich öfter mit deinen Freundinnen und Freunden und mit deinen Eltern. Eben bist du noch munter und fröhlich, eine Stunde später liegst du fix und fertig auf dem Sofa. Vielleicht bist du zum ersten Mal verliebt und weißt gar nicht, wohin mit deinen Gefühlen.

In der Pubertät legst du plötzlich auch viel mehr Wert darauf, was andere über dich denken und welche Wirkung du auf andere hast. All das zusammen kann zu großer Unsicherheit und vielleicht auch zu Depressionen führen. Wenn manchmal alles zu viel wird, solltest du mit einer Vertrauensperson sprechen. Das kann ein Elternteil sein, aber auch eine Lehrerin oder ein Lehrer, deine Hausärztin oder dein Hausarzt oder eine andere erwachsene Person. Es gibt auch Organisationen, die dir helfen können. Zum Beispiel bei jugendnotmail.de, u25-deutschland.de, krisenchat.de oder nummergegenkummer.de ist immer jemand da, mit dem du chatten oder telefonieren kannst, wenn du traurig bist.

Hinten im Buch findest du noch mehr Hinweise auf Organisationen und Kontakte, auch in Österreich und der Schweiz, die dir mit Rat und Tat zur Seite stehen können. Nicht vergessen: Du bist nicht allein – es gibt Menschen, die dir helfen können.

38 EIN FEST FÜR DEN ÜBERGANG

In vielen Ländern und Kulturen wird der Übergang vom Kindes- zum Erwachsenenalter mit einem Fest begangen. Manchmal haben diese Feste mit der Religion zu tun, wie die Firmung oder Konfirmation bei den Christen und die Bar oder Bat Mizwa im Judentum. In einigen Gebieten Mittel- und Südamerikas wird der fünfzehnte Geburtstag eines Mädchens mit einem großen Fest, der Quinceañera, gefeiert.

Bei den Amischen dürfen Jugendliche ab sechzehn an den Wochenenden ihr Elternhaus und die Gemeinschaft verlassen. An den beiden Tagen dürfen sie alles ausprobieren, was sonst verboten ist, zum Beispiel Partys feiern und moderne Sachen tragen anstatt der typischen Amisch-Kleidung. So lernen sie das Leben außerhalb ihrer Gemeinschaft kennen. Nach dieser Ausprobierphase müssen sie sich entscheiden: Wenn sie sich taufen lassen, müssen sie sich an die strengen Gesetze der Amischen halten.

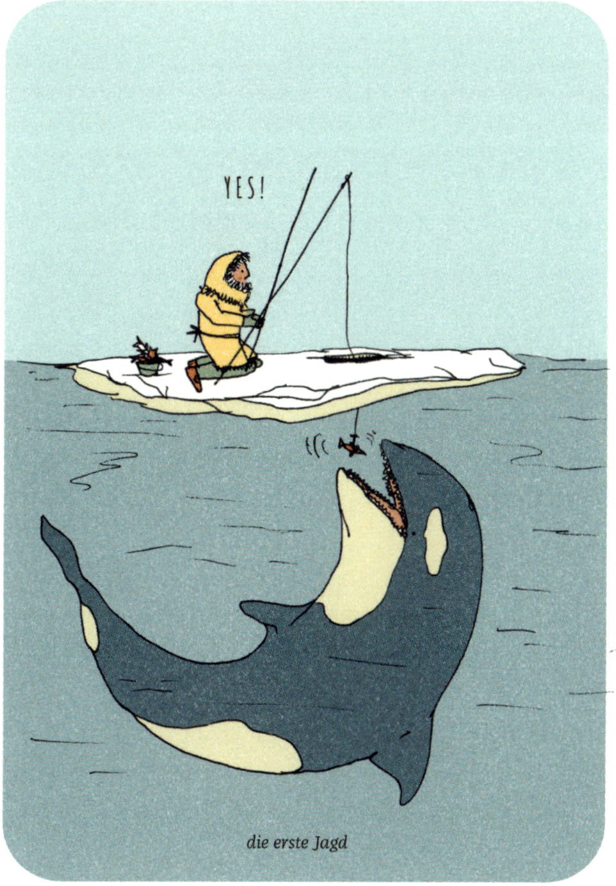

die erste Jagd

Für manche Übergangsrituale müssen die jungen Leute auch etwas Mut mitbringen. Bei den Inuit im Norden Kanadas und auf Grönland geht ein Junge im Alter von zwölf Jahren mit seinem Vater auf die Jagd, um zu beweisen, dass er ein Tier erlegen kann. Bei den Massai in Kenia wird er eine Nacht lang allein in die Steppe geschickt. Auf Vanuatu, einem Inselstaat im Pazifik, müssen Jungen als Übergangsritual eine Art Bungeesprung von einem hohen Turm vollführen. Die schmerzhafteste Reifeprüfung gibt es wohl bei den Sateré-Mawé in Brasilien. Hier werden Jungen mit dreizehn Jahren in den Regenwald geschickt, um tropische Riesenameisen zu sammeln. Die Ameisen werden mit einer Flüssigkeit betäubt und anschließend in einen Handschuh genäht. Der Junge muss die Hand in den Handschuh stecken und ihn zehn Minuten anbehalten, während die Ameisen aufwachen und wie wild anfangen zu stechen. Der Stich der Ameisen ist unheimlich schmerzhaft. Die Jungen müssen dieses Ritual in den folgenden Monaten zwanzigmal wiederholen, bevor sie als »echte Männer« gelten. Gib's zu: Eine kleine Party mit Kuchen und Geschenken wäre dir lieber, oder?

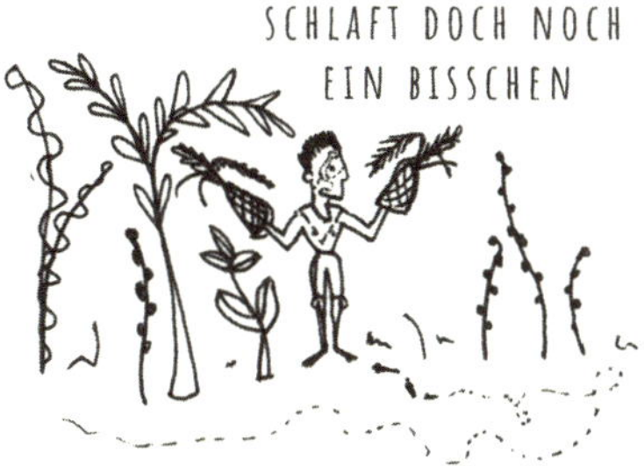

Ameisenritual

– 3 –

ICH BIN VERLIEBT …

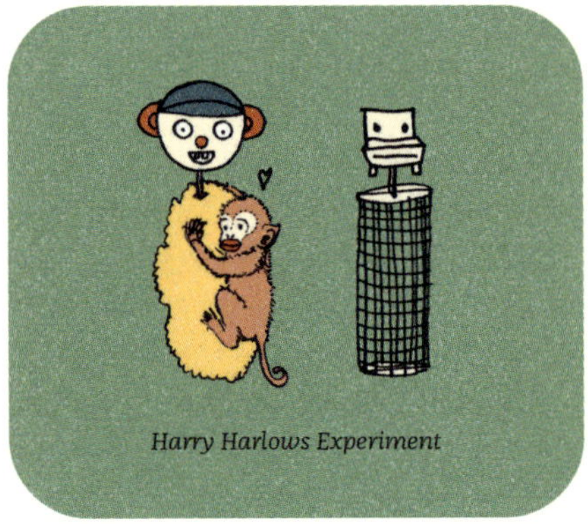

Harry Harlows Experiment

39 LIEBE IST SO WICHTIG WIE ESSEN UND TRINKEN

Eltern fällt es im Allgemeinen nicht schwer, ihr neugeborenes Baby zu lieben. Sie halten ihr Baby für das schönste, liebste und süßeste auf der ganzen Welt. Kein anderes Baby riecht so gut und macht so niedliche Geräusche. Das hat die Natur ziemlich geschickt eingerichtet. So ein Menschenbaby ist nämlich ein schrecklich hilfloses Wesen, das ohne die Liebe seiner Eltern nicht überleben könnte – anders als manch anderes Tier, das schon bald nach der Geburt auf eigenen Beinen steht.

Bis etwa zur Mitte des 20. Jahrhunderts glaubten die Menschen, dass ein Säugling vor allem Nahrung und Pflege braucht. Knuddeln, Küsse, Im-Arm-Wiegen und selbst Streicheleinheiten hielt man nicht für notwendig. Ärzte rieten sogar davon ab: Es sei gefährlich, denn man könnte das Kind mit einer Krankheit anstecken.

Diese Vorstellung änderte sich schließlich, unter anderem durch eine Studie des amerikanischen Psychologen und Verhaltensforschers Harry Harlow. Der führte ein Experiment mit neugeborenen Affen durch: In einen Käfig setzte er eine Mutterattrappe aus Draht, die sich zwar kühl und hart anfühlte, aber dem Babyaffen leckere Milch geben konnte. In den anderen Käfig setzte der Forscher eine warme und weiche Mutterattrappe, die jedoch keine Milch gab. Zum Trinken suchten die Babyaffen zwar die Drahtmutter auf, liefen dann aber schnell wieder zu der weichen zurück. Bei ihr verbrachten sie die meiste Zeit. Nahrung war wichtig, aber Wärme und Körperkontakt waren noch wichtiger. Die jungen Affen, die nur mit der Drahtmutter Kontakt haben konnten, wirkten sehr unglücklich und wurden krank.

Die armen Affen, denkst du jetzt bestimmt … Und wie! Aber dank dieses Experiments wissen wir heute, dass Liebe, Schmuse- und Streicheleinheiten genauso wichtig sind wie Essen und Trinken. Die erste Liebe im Leben bekommst du von deinen Eltern, und die kann man sogar messen. Wenn Eltern ihr Baby anschauen, werden ganz bestimmte Hirnareale aktiv. Dabei spielt das Hormon Oxytocin eine große Rolle. Darüber erfährst du mehr in den nächsten Texten.

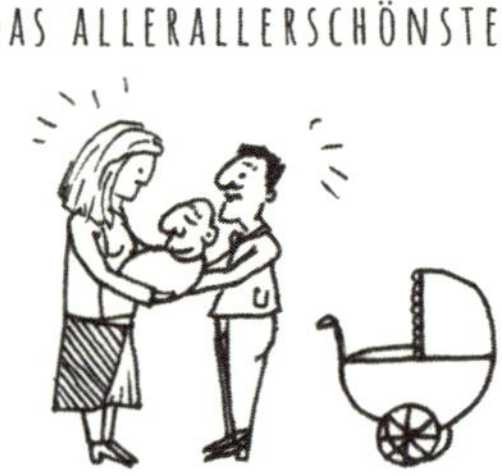

40 VERLIEBTHEIT MACHT (ZEITWEISE) BLIND

Das Hormon Oxytocin haben wir im letzten Text schon einmal erwähnt. Es wird manchmal auch Kuschelhormon, Liebeshormon oder Bindungshormon genannt, weil es in unserer Beziehung zu anderen Menschen eine so große Rolle spielt. Das Hormon lässt sich bei allen sozialen Tieren nachweisen – von Menschen, Mäusen und Ratten bis hin zu Ameisen.

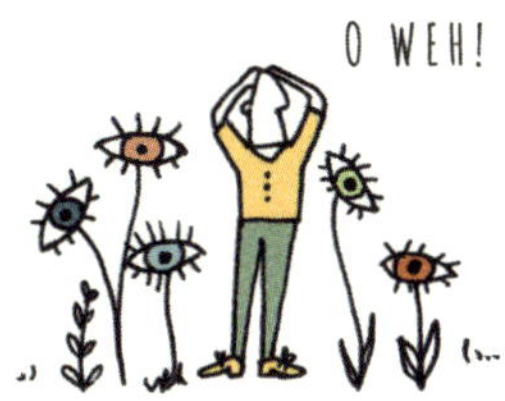

Oxytocin wird bei Berührungen, beim Schmusen und beim Küssen freigesetzt. Wenn du verliebt bist und deine Gefühle erwidert werden, wird davon so viel freigesetzt, dass es sich auf dein Herz auswirkt. Im Gehirn kann es richtig Chaos verursachen. Bei Messungen sieht es dann aus wie in einem Kraftwerk, in dem plötzlich alle Lichter zu flackern beginnen. In dem Moment spielt dein Gehirn im wahrsten Sinne des Wortes verrückt.

Studien haben auch gezeigt, dass das Hormon Oxytocin sogar ein bisschen blind macht: Unter normalen Umständen beurteilt ein Gehirn die ganze Zeit die Menschen in der Umgebung. Wenn jemand auf der Straße an dir vorbeiläuft, »scannt« dein Gehirn in Windeseile Gesicht, Augen, Haare, Körper, Kleidung und den ganzen Rest. Auf der Grundlage all dieser Informationen kann es blitzschnell ein Urteil fällen. Bei Verliebtheit setzt dieser Teil deines Gehirns vorübergehend aus. Du siehst die Person zwar, in die du verliebt bist, aber dein Gehirn urteilt nicht. Du siehst nur noch die guten Dinge an ihr, ihre Fehler und Schwächen existieren nicht mehr – oder besser gesagt: Du siehst sie nicht mehr. An dem Sprichwort »Liebe macht blind« ist also durchaus was dran.

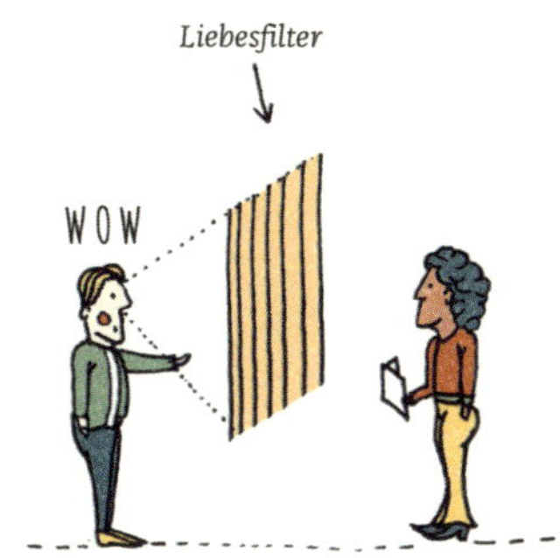

41 VERLIEBTHEIT IST CHEMIE

Warst du schon mal in jemanden verliebt? Dann weißt du aus Erfahrung, wie wunderbar, aber auch wie schmerzhaft Verliebtheit sein kann. Du kannst an nichts anderes mehr denken als an diesen einen Jungen oder dieses eine Mädchen. Und wenn du an sie oder ihn denkst, spürst du ein Kribbeln im Bauch. Du stolperst über deine eigenen Füße und kannst dich kaum noch darauf konzentrieren, was deine Lehrerin vorne erzählt.

Schuld daran sind die Stoffe, die dein Körper in diesem Moment freisetzt. Verliebtheit ist nämlich nichts anderes als Chemie. Und diese Chemie bringt dich völlig aus dem Gleichgewicht.

Beim Verliebtsein spielen Hormone eine große Rolle. In Info 40 ging es schon um das Kuschelhormon Oxytocin. Es wird in deinem Gehirn ausgeschüttet, wenn du jemanden berührst, mit jemandem kuschelst oder schmust, also auch dann, wenn du verliebt bist. Schon beim Händchenhalten schnellt das Oxytocin in die Höhe.

Oxytocin fördert auch die Ausschüttung eines anderen Hormons: Dopamin. Dieses Hormon sorgt dafür, dass du etwas willst: Du willst von der anderen Person zurückgeliebt werden; du willst sie oder ihn küssen oder berühren. Hinzu kommt das Serotonin. Das sorgt für die Glücksgefühle, wenn dir jemand Aufmerksamkeit schenkt. Ein Zwinkern oder ein Lächeln deines Schwarms führt zu einer Serotoninausschüttung, wodurch du noch verliebter wirst. All diese Stoffe zusammen lassen auch dein Herz schneller schlagen, wodurch du vielleicht rote Wangen bekommst, und bringen deine Augen zum Leuchten. So macht dich die Liebe auch noch schöner.

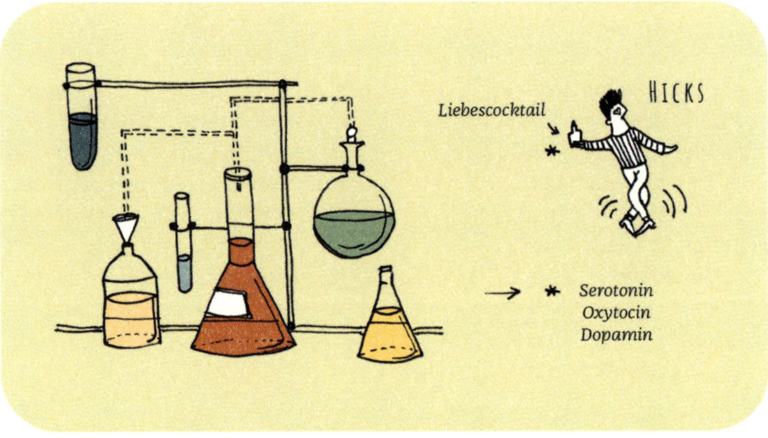

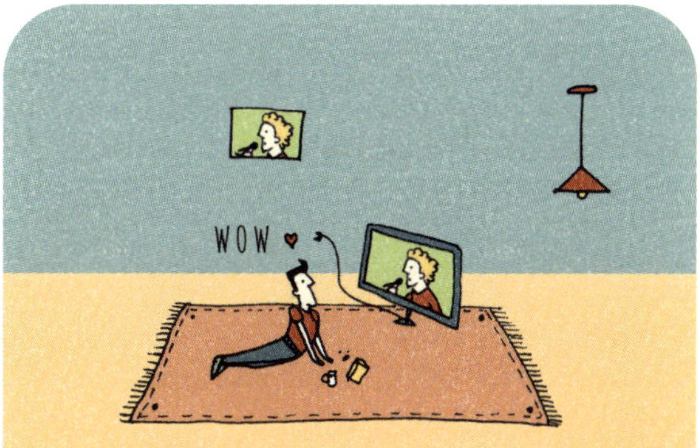

Fanliebe

42 DU KANNST DICH IN JEMANDEN VERLIEBEN, DEN DU NICHT KENNST

Hast du ein Idol? Eine berühmte Person, die dein Herz schneller schlagen lässt, wann immer du sie im Fernsehen siehst oder ihre Stimme irgendwo hörst? Das kann passieren. Du hast nicht in der Hand, in wen du dich verliebst.

Stell dir mal vor, du stehst in der Mitte eines Kreises. Drum herum befinden sich drei weitere Kreise. Im ersten Kreis, der am nächsten an dir dran ist, stehen die Menschen, die du am besten kennst: deine Eltern, deine Geschwister und deine Freundinnen und Freunde. Im zweiten Kreis sind deine Bekannten, also Menschen, die du kennst, mit denen du aber nicht befreundet oder eng verwandt bist. Vielleicht kannst du ein paar von ihnen gar nicht ausstehen. Im äußersten Kreis stehen die Menschen, die du nicht kennst. Du weißt nur wenig über sie und hast sie vielleicht noch nie getroffen. Es können auch Promis sein, wie eine Sängerin, ein Schauspieler oder jemand aus dem Internet.

Du kannst dich in Menschen aus jedem der drei Kreise verlieben: Vielleicht hast du plötzlich Gefühle für deine beste Freundin oder deinen besten Freund. Oder du merkst, dass du auf einmal jemanden magst, den du früher gar nicht leiden konntest. Es kann sogar sein, dass auf einmal bei jemandem aus dem äußersten Kreis der Funke überspringt. Wir können uns eben nicht aussuchen, in wen wir uns verlieben. Passiert einfach so. Du merkst, dass die andere Person dir irgendwie ähnlich ist, und das fühlt sich schön an. Oder umgekehrt: Du findest gerade die Eigenschaften, die du selbst nicht hast, bei jemand anderem anziehend. Wie es dazu kommt, ist noch nicht restlos erforscht. Es hat mit Genen zu tun, mit Hormonen, dem Körpergeruch des anderen und mit unserer Stimmung. Es kann gut sein, dass du dich verliebst, sich die andere Person aber leider nicht für dich interessiert. Oder dass du dich in mehrere Menschen gleichzeitig verliebst. Liebe kann ganz schön verwirrend sein.

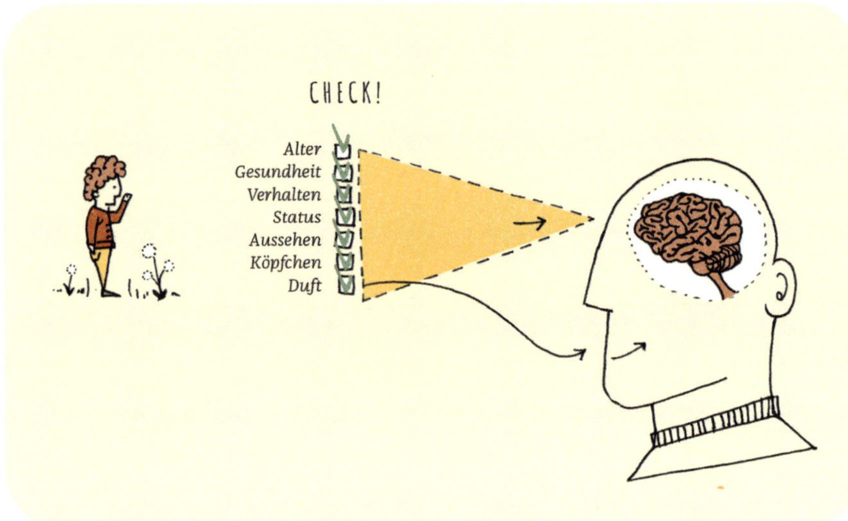

43 DEINE NASE LÄSST SICH NICHT AN DER NASE HERUMFÜHREN

Wenn du jemand Neues kennenlernst, scannt dein Gehirn ihn oder sie von oben bis unten. Dabei sammelt es Informationen über Alter, Gesundheit, Verhalten und Status der anderen Person. Männer, die auf Frauen stehen, finden an ihnen gleichmäßige Gesichtszüge, große Augen und eine hohe Stirn anziehend. Ein junges, gesundes Äußeres wird als schön empfunden. Als attraktive »männliche« Merkmale gelten ein kräftiges Kinn, breite Schultern und schmale Hüften. Auch auf den Status wird geachtet. Taugt der Mann als »Beschützer« und kann er genug Geld verdienen, um eine Familie zu versorgen? Das klingt alles furchtbar klischeehaft und gilt so sicherlich nicht für jeden Menschen. Trotzdem können uns diese Dinge beeinflussen, ohne dass wir es wollen oder auch nur merken.

Nichts ist aber so wichtig wie der Körpergeruch der anderen Person. Unsere Nase nimmt nämlich Informationen über das Immunsystem des Gegenübers auf. Sie ist auf der Suche nach jemandem, der möglichst andere Immunstoffe hat. So soll sichergestellt werden, dass die zukünftigen Kinder viele unterschiedliche Abwehrstoffe bekommen und so bestmöglich gegen verschiedene Krankheiten geschützt sind. Aber natürlich gibt es noch viele andere Gründe dafür, warum wir uns gegenseitig gut riechen können.

Trotzdem: Liebe geht durch die Nase ...

44 IMMER MEHR MENSCHEN SUCHEN DIE LIEBE IM INTERNET

Frag doch mal deine Eltern oder Großeltern, wie sie sich kennengelernt haben. Wahrscheinlich ist es auf die altmodische Art passiert: Vielleicht sind die zusammen zur Schule gegangen, waren in einer Jugendbewegung aktiv oder sind sich in einem Café begegnet und haben sich verliebt.

digitales Dating

Heute lernen sich immer mehr Menschen digital kennen. Das nennt sich Onlinedating und passiert mal mit, mal ohne spezielle Dating-App. Bei Apps wie Tinder wird zuerst nur auf das Äußere geschaut. Je nachdem, ob man die Fotos einer Person mag, wird nach links oder rechts geswipet. Bei anderen Dating-Apps geht es auch darum, wie eine Person so tickt, was sie studiert, wo sie arbeitet, welche Hobbys sie hat, wie sie über bestimmte Themen denkt und vieles mehr.

Der Vorteil beim Onlinedating ist die riesige Auswahl. Die ganze Welt steht dir offen. Du solltest dabei aber nicht vergessen, dass eine Beziehung mit jemandem vom anderen Ende der Welt eher schwierig ist, schließlich möchte man sich irgendwann auch mal treffen.

Onlinedating hat auch Nachteile. Wenn ihr nur Nachrichten und Fotos austauscht, kannst du unmöglich wissen, ob die andere Person wirklich die ist, als die sie sich ausgibt. Du denkst, du chattest mit einem netten vierzehnjährigen Mädchen, aber vielleicht ist sie in Wahrheit eine erwachsene Frau oder ein erwachsener Mann, die oder der dir etwas vorspielt. Bei einem Videogespräch hast du schon ein bisschen mehr Sicherheit, aber selbst dann fehlen dir wichtige Informationen. Um wirklich zu wissen, ob das zwischen euch was werden kann, müsst ihr einander im echten Leben treffen.

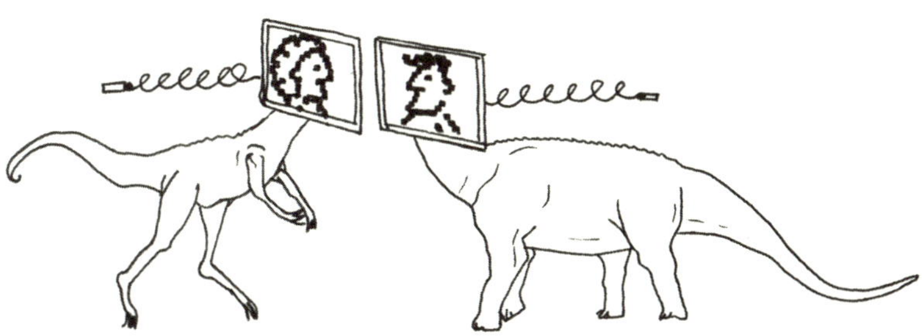

Tarnung im Internet

45 VON FISCHEN UND FALSCHEN VERSPRECHEN

Hast du schon mal von Catfishing gehört? Das bedeutet, dass sich jemand ein falsches Profil anlegt und sich als jemand anderes ausgibt. Er oder sie benutzt ein fremdes Foto und bastelt sich eine komplett neue Identität. Damit kann sich ein verheirateter Mann von fünfzig Jahren als sechzehnjähriger Junge ausgeben und zum Beispiel ein junges Mädchen dazu bringen, ihm Nachrichten oder Bilder zu schicken. Wenn du dieses Mädchen bist, wirst du richtig an der Nase herumgeführt. Vielleicht schickt dir der Mann total nette Nachrichten und Bilder. Nach und nach gewinnt er dein Vertrauen und bringt dich dazu, ihm alle möglichen persönlichen Informationen mitzuteilen. Vielleicht verliebst du dich auch nach einer Weile in den Jungen von dem Profil – dabei gibt es diesen Jungen gar nicht.

Ob Mädchen oder Junge, jeder kann Opfer von Catfishing werden. Es gibt aber ein paar Tipps, wie du dich besser schützen kannst:

- Hat dir jemand Unbekanntes eine Kontaktanfrage geschickt? Bevor du annimmst, solltest du auf Spurensuche gehen.
- Checke, wer die Person sonst noch kennt. Ist die Freundes- oder Followerliste sehr kurz, oder kommt dir etwas daran komisch vor? Dann lehne die Anfrage ab.
- Vorsicht bei Anfragen von berühmten Personen. Harry Styles und Billie Eilish suchen wahrscheinlich keine neuen Freunde.
- Versende nie einfach so persönliche Informationen oder Fotos. Bitte erst um einen Videochat, damit du die andere Person wenigstens mal gesehen hast.
- Glaubst du, du bist auf einen Catfishing-Versuch hereingefallen und hast Sachen geteilt, die du eigentlich nicht teilen wolltest? Sprich mit einer erwachsenen Vertrauensperson. Sie kann dir weiterhelfen. Du kannst dich auch an eine Beratungsstelle wenden (siehe Seite 144).

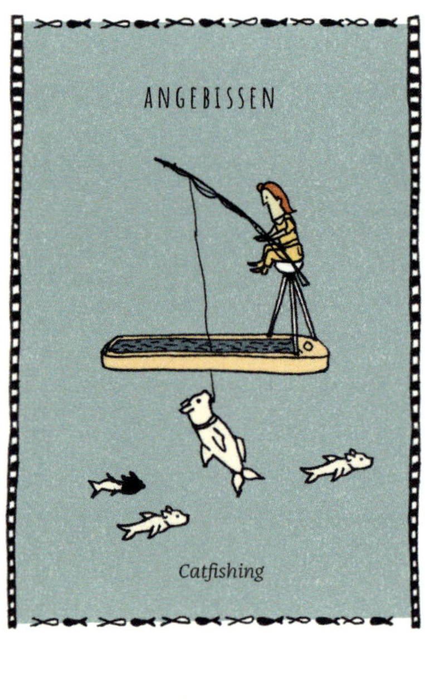

46 DER TAG DER VERLIEBTEN

Der 14. Februar ist der Tag, an dem Verliebte einander Karten schicken oder eine Kleinigkeit schenken: auch bekannt als Valentinstag. Wer dieser Valentin war, wissen wir nicht genau, aber um ihn ranken sich ein paar interessante Geschichten.

In der ersten geht es um die römische Göttin Juno, Göttin der Geburt und der Ehe. Zu ihren Ehren wurde einst am 15. Februar ein Fruchtbarkeitsfest gefeiert. Dabei zogen die unverheirateten Männer eines Dorfs per Los den Namen einer unverheirateten Frau, und anschließend bildeten die beiden ein »Paar auf Zeit«. Angeblich hielt Papst Gelasius I. nicht viel von diesem Brauch und ersetzte ihn durch eine Feier zu Ehren des heiligen Valentin am 14. Februar. Heute gilt diese Geschichte allerdings als ziemlich unwahrscheinlich.

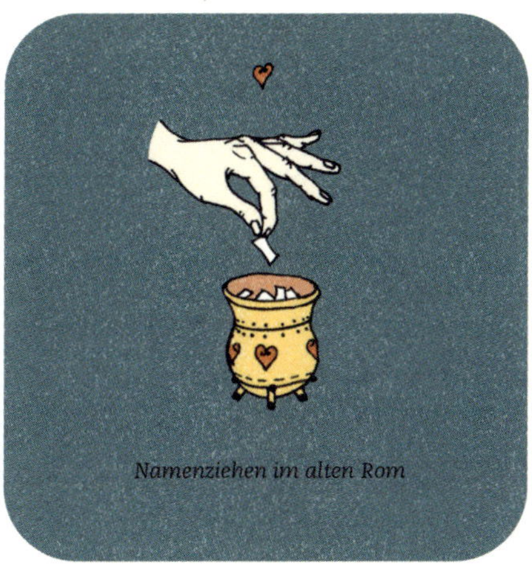

Namenziehen im alten Rom

Vielleicht hat der Valentinstag auch mit einem Priester namens Valentin aus dem dritten Jahrhundert zu tun. Der verheiratete der Legende nach heimlich einen Soldaten mit einem Mädchen, obwohl es streng verboten war. Soldaten durften nämlich nicht heiraten. Der Priester wurde zum Tode verurteilt und am 14. Februar enthauptet. Zu dieser Geschichte gibt es auch noch eine Fortsetzung: Während Priester Valentin noch im Gefängnis saß, bat ihn der Wächter, seine blinde Tochter zu heilen. Das glückte zwar nicht, doch am Tag der Enthauptung erhielt die Tochter einen Liebesbrief von Valentin. Als sie ihn öffnete, kehrte ihr Augenlicht zurück.

Die letzte Legende stammt aus dem Mittelalter. Der Dichter Geoffrey Chaucer verfasste diese Verse: »Denn Feiertag Sankt Valentins war's eben – an dem zur Gattenwahl nach diesem Ort sich alle Vögel, die man kennt, begeben.« Er glaubte, dass Vögel am 14. Februar den Drang verspüren, sich zu paaren, und dass das beim Menschen genauso sei.

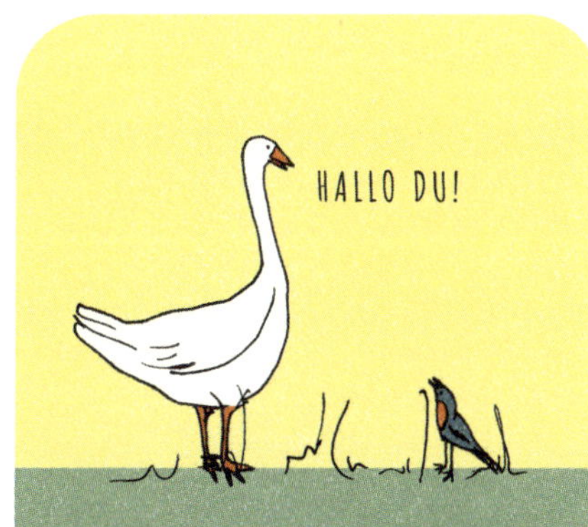

Valentinstag – wenn alle Vögel turteln

Die weniger romantische Erklärung lautet, dass sich Geschäftsleute den Valentinstag ausgedacht haben, weil sie einen Tag zwischen Weihnachten und Ostern brauchten, um noch mehr Geschenke zu verkaufen. Uns sind die romantischen Erklärungen ja lieber. Und dir?

47 AMORS PFEIL

Eros, Amor und Cupido sind verschiedene Namen für den Gott der Liebe. In der griechischen Mythologie heißt er Eros, in der römischen Amor oder eben Cupido. Er ist der Sohn der Göttin der Fruchtbarkeit und der Liebe. In der Kunst wird er oft als nackter, etwas molliger kleiner Junge mit Flügeln auf dem Rücken und Pfeil und Bogen in der Hand dargestellt. Mit seinem Pfeil zielt er Menschen ins Herz – und wenn er trifft, verlieben sie sich ineinander.

Solche Figuren werden auch Putten genannt. *Putus* bedeutet auf Latein »kleiner Junge«. Auf Gemälden sieht man oft mehrere Putten zusammen abgebildet. Schau ganz genau hin: Obwohl sie sich sehr ähneln, unterscheiden sie sich oft voneinander.

Trägt Amor eine Augenbinde, ist das ein Symbol für Wollust. Das ist die Lust, die Menschen verspüren, wenn sie Sex miteinander haben möchten. Die Augenbinde steht dafür, dass die Lust die Menschen blind macht. Wenn du zwei Putten im Kampf siehst, sind es oft Eros und Anteros. Hier kämpft die körperliche gegen die geistige Liebe.

In manchen Erzählungen besitzt Amor zwei unterschiedliche Arten von Pfeilen: einen mit einer schönen Goldspitze, mit der er Menschen verliebt machen kann, und einen mit einer stumpfen. Wenn die dich trifft, löst sie Hass auf einen anderen Menschen aus. Anscheinend erlaubte sich Amor manchmal einen Spaß mit den Pfeilen. Die Geschichten erzählen also auch davon, dass die Liebe zwei Seiten hat, und leider kann sie manchmal in Hass umschlagen. Gib ruhig dem ollen Amor die Schuld!

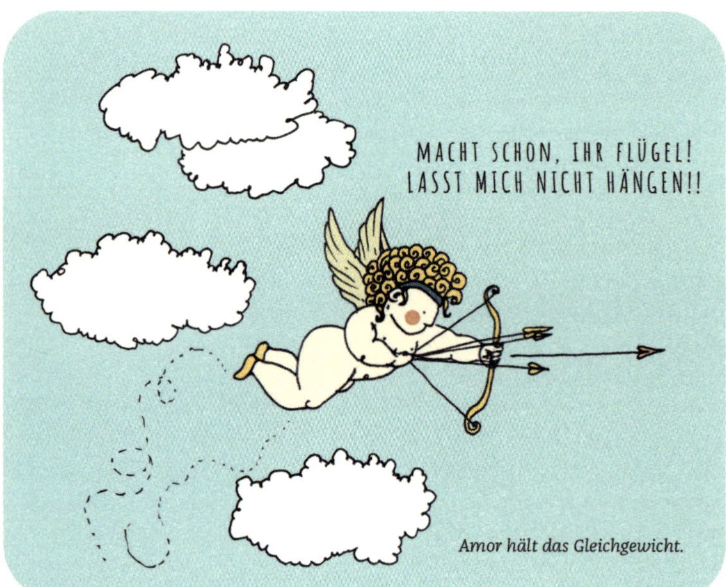

Amor hält das Gleichgewicht.

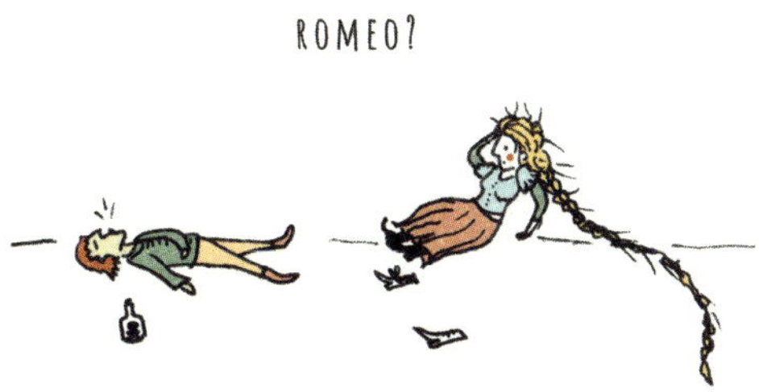

48 DIE ULTIMATIVE LIEBESGESCHICHTE

Zwei Häuser, beide gleich an Rang und Stand
Hier in Verona, wie ihr's gleich erlebt,
Entfachen alten Hass zu neuem Brand,
*Bis Bürgerblut an Bürgerhänden klebt.**

So beginnt die berühmteste Liebesgeschichte aller Zeiten: Romeo und Julia. Der englische Schriftsteller William Shakespeare verfasste sie im 16. Jahrhundert. Das Theaterstück wurde 1596 zum ersten Mal aufgeführt und war von Anfang an ein großer Erfolg.

Romeo und Julia erzählt die Geschichte von zwei jungen Menschen, die unsterblich ineinander verliebt sind. Aber es gibt ein großes Problem: Romeo ist ein Montague und Julia eine Capulet. Die beiden Familien sind verfeindet, und es ist undenkbar, dass ihre Kinder einander heiraten. Doch Romeo und Julia sind wild entschlossen. Sie wollen lieber sterben, als getrennt zu werden. Julia fasst einen Plan: In einem Brief teilt sie Romeo mit, dass sie einen Schlaftrunk zu sich nehmen wird, der sie vorübergehend scheintot macht. Ihre Familie soll glauben, dass sie wirklich tot ist, damit sie heimlich mit Romeo fliehen kann. Leider erreicht der Brief Romeo nie. Als er erfährt, dass Julia tot ist, nimmt er ein starkes Gift zu sich und stirbt an Julias Seite. Als Julia aus ihrem Scheintod erwacht und den toten Romeo entdeckt, stößt sie sich seinen Dolch ins Herz.

Die romantische, aber tragische Geschichte von zwei Liebenden, die nicht zusammen sein dürfen, wurde bis heute schon tausendfach in Liedern, Opern, Theaterstücken und Filmen erzählt. Manchmal dürfen Menschen auch heute nicht zusammen sein, weil Hass und Vorurteile zwischen Gruppen oder ein unmenschliches Gesetz ihre Liebe verhindern.

* (Ü: Frank Günther, dtv, München, 1998.)

49 VERLIEBT ODER NICHT?

Woher weißt du, ob du in jemanden verliebt bist? Und mindestens genauso wichtig: Woher weißt du, ob jemand in dich verliebt ist?

Fangen wir mit der ersten Frage an. Du bist wahrscheinlich in eine Person verliebt, wenn du oft an sie denken musst und eigentlich immer in ihrer Nähe sein willst. Vielleicht spürst du ein Kribbeln, wenn du an sie denkst: Das sind die berühmten Schmetterlinge im Bauch, denn genau so fühlt es sich an. Aber wenn du deinem Schwarm dann wirklich begegnest, geht irgendwas schief. Du stolperst, stotterst, wirst rot, weißt nicht, wie du dich verhalten sollst. Doof, wenn man einen guten Eindruck machen will.

Übrigens kannst du dir nicht aussuchen, in wen du dich verknallst (siehe auch Info 42). Es kann jemand sein, mit dem du schon ewig befreundet bist, oder eine Person, die du gerade erst kennengelernt hast. Oder du verliebst dich in jemanden, der oder die unerreichbar ist – einen Prinzen, eine Sängerin oder einen Schauspieler. Dass du selbst verliebt bist, bedeutet also leider nicht automatisch, dass die Liebe auch erwidert wird.

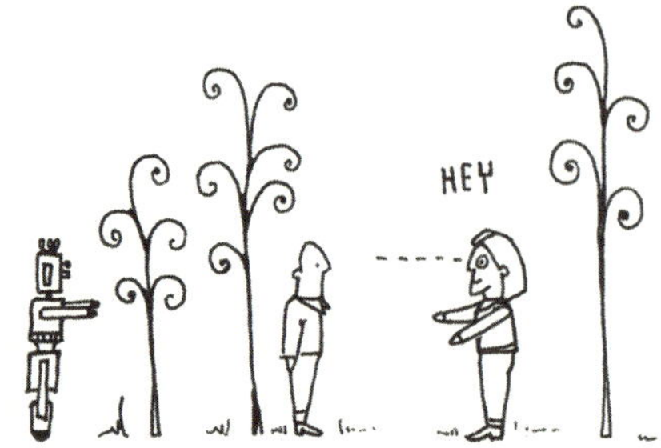

Roboter oder verliebt?

Und wie kannst du nun wissen, ob jemand auf dich steht? Treibt sich jemand verdächtig oft in deiner Nähe herum? Macht dir einfach so nette Komplimente? Gibt es jemanden, der oder die dich gerne ein bisschen ärgert (ohne dabei gemein zu sein)? Stellt dir jemand plötzlich viele Fragen? Oder schaut dir viel öfter als früher in die Augen? Hast du den Eindruck, er oder sie ist ein bisschen eifersüchtig, wenn du anderen deine Aufmerksamkeit schenkst?

Wenn du all diese Fragen mit »Ja« beantwortet hast, kannst du dir fast sicher sein, dass diese Person eine Schwäche für dich hat. Beruht es auf Gegenseitigkeit? Dann kannst du ja mal ein Treffen vorschlagen.

50 ZUNGENKÜSSE GIBT ES NUR BEI MENSCHEN UND BONOBOS

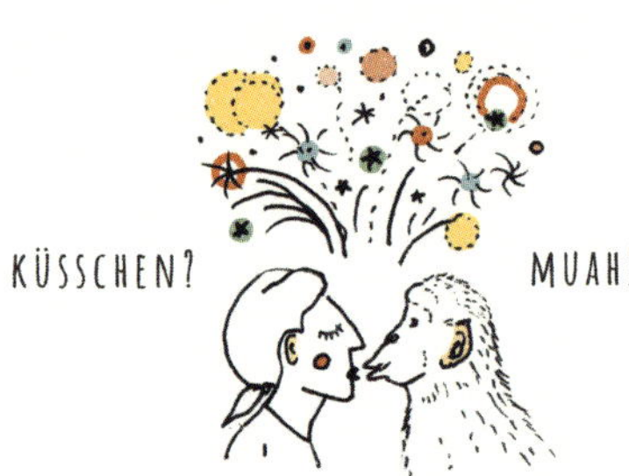

Wie bitte?
Menschen und Bonobos?

Hunde lecken einander ab. Elefanten stecken sich gegenseitig den Rüssel ins Maul. Kühe geben sich Nasenstubser. Aber Zungenküsse geben sich nur Menschen – und Bonobos.

Die Wissenschaft geht davon aus, dass sich der Zungenkuss aus dem Füttern entwickelte. Vor Urzeiten kauten Mütter die Nahrung für ihr Baby vor und drückten ihre Lippen auf die des Babys, um es mit dem Brei zu füttern. Das klingt vielleicht ein bisschen unappetitlich, aber wie soll man das Essen ohne Besteck sonst zermanschen? Das Füttern entwickelte sich über die Jahrtausende hin zum Zungenkuss zwischen Verliebten.

So ein Zungenkuss ist ein einziger großer Informationsaustausch. Wir Menschen haben Stoffe im Körper, die uns gegen bestimmte Bakterien und Viren immun machen. Bei einem Zungenkuss erschmecken wir unbewusst die Stoffe der anderen Person. Verfügt sie über andere Abwehrstoffe als wir? Dann wären unsere gemeinsamen Kinder noch besser gegen Krankheiten geschützt.

Doch der wichtigere Grund, warum Menschen sich gerne einen Zungenkuss geben, ist natürlich, dass er im Körper und im Gehirn ein Feuerwerk verursacht. Unsere Lippen sind äußerst empfindsam und senden Signale an den ganzen Körper weiter. Dabei werden Stoffe wie Dopamin, Oxytocin und Serotonin freigesetzt (siehe auch Info 41), was zu Glücksgefühlen führt. Knutschen kann so schön sein, dass Menschen sich für den Rest ihres Lebens an ihren ersten Kuss erinnern. Frag doch mal deine Eltern oder Großeltern nach ihrem allerersten Kuss …

51 BEIM ZUNGENKUSS WERDEN MILLIARDEN BAKTERIEN AUSGETAUSCHT

Hat dir schon die Überschrift den Zungenkuss gründlich vermiest? Lies trotzdem weiter. Vielleicht können wir dich ja noch umstimmen.

In deinem Mund leben gut zehn Milliarden Bakterien, die sich in rund vierhundert verschiedene Arten einteilen lassen. Pilze und Viren sind auch mit dabei. Es geht also hoch her in deinem Mund, aber das muss dich nicht weiter stören. Im Gegenteil! All diese Bakterien sorgen gemeinsam dafür, dass dein Mund gesund bleibt.

Bei einem Zungenkuss wird jede Menge Speichel ausgetauscht. In nur knapp zehn Sekunden wandern dabei zwischen zehn Millionen und einer Milliarde Bakterien von Mund zu Mund. Das ist nicht weiter schlimm, denn der Kontakt mit den Mundbakterien einer anderen Person verpasst deinem Immunsystem einen wahren Booster. Wenn die andere Person nicht krank ist, bist du von nun an sogar besser gegen verschiedene Krankheiten gewappnet. Küsst du öfter dieselbe Person, wird euer Speichel mit der Zeit immer ähnlicher. Auch eure Bakterien fühlen sich wohl miteinander, pflanzen sich zusammen fort – und ihre Nachkommen auch.

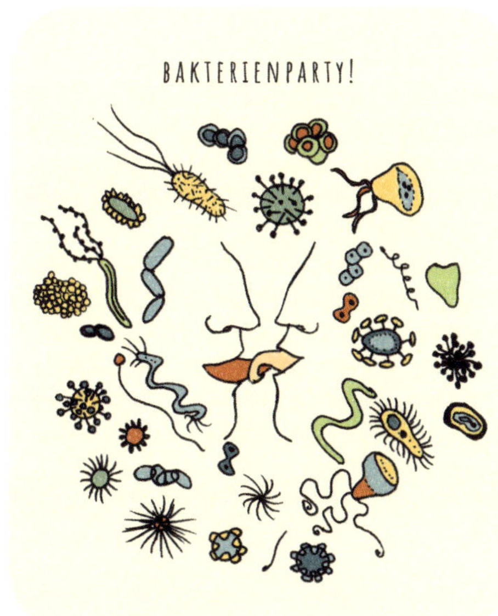

Das Durchschnittsalter für den ersten Zungenkuss ist vierzehn Jahre. Manche haben ihn schon viel früher, vielleicht schon mit elf, bei anderen dauert es bis zum Erwachsenenalter. Es ist nicht so wichtig, wann es passiert, solange du es nur mit jemandem tust, den du wirklich küssen willst, und auch nur dann, wenn du dich bereit dazu fühlst.

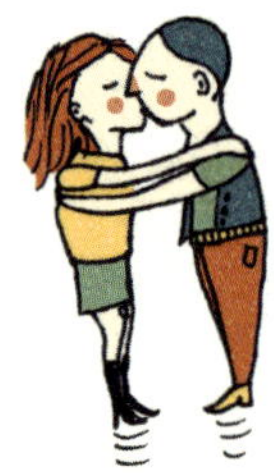

52 MANCHMAL KANN EIN KUSS AUCH KRANK MACHEN

Wie du gerade lesen konntest, ist Küssen normalerweise nicht ungesund, aber Vorsicht ist geboten, wenn die andere Person krank ist. Manche ansteckende Krankheiten können nämlich über den Speichel übertragen werden.

Die bekannteste Krankheit ist wahrscheinlich das Pfeiffersche Drüsenfieber, das auch die »Kusskrankheit« genannt wird. Du kannst dich damit anstecken, wenn du jemanden küsst, der oder die das Virus in sich trägt, oder wenn du auf andere Weise mit seinem oder ihrem Speichel in Kontakt kommst.

Und was, wenn du erkältet bist? Die Bakterien und Viren, die dich husten und schniefen lassen, leben vor allem in den Atemwegen und nicht im Speichel. Küssen bei Erkältung ist also eigentlich kein Problem, auch wenn du dabei natürlich schwer Luft bekommst, wenn deine Nase verstopft ist.

Du hast die Grippe? Dann musst du wirklich aufpassen! Das Grippevirus kann im Speichel überleben und auf diese Weise weitergegeben werden. Dasselbe gilt für das Covid-19-Virus. Das wird schon übertragen, wenn du jemandem nur nahe kommst. Hier ist Knutschen also keine gute Idee!

Hat dein Schwarm Bläschen auf den Lippen? Dann lieber nicht küssen! Er oder sie könnte Herpes haben und die Krankheit an dich weitergeben. Über die Hälfte aller Erwachsenen trägt das Herpesvirus im Körper. Es wird also sehr häufig weitergegeben. Wer einmal Herpes hat, wird ihn nicht mehr los. Meistens merkt man nicht viel davon, aber wenn deine Herpesbläschen nicht von selbst wieder weggehen, solltest du doch besser zum Arzt gehen.

53 KÜSSEN IST EINE WISSENSCHAFT

Wusstest du, dass es Forscherinnen und Forscher gibt, die sich nur mit dem Küssen befassen? Sie arbeiten in der Philematologie, der Wissenschaft vom Küssen. Dort erforschen sie unter anderem, warum Menschen sich küssen, wie das Küssen entstanden ist, welche Arten von Küssen es gibt und warum in manchen Kulturen geküsst wird und in anderen nicht.

Küssen ist nämlich viel mehr, als einfach die Lippen auf die Wange, den Mund oder einen anderen Körperteil eines anderen Menschen zu drücken. Beim Küssen passiert eine Menge, sowohl in deinem eigenen Körper als auch in dem der anderen Person. Und auch wenn deine Mutter oder dein Vater dir einen dicken Schmatzer gibt, werden verschiedene Stoffe freigesetzt, die bewirken, dass du dich sicher und geborgen fühlst.

Deine Lippen sind unendlich empfindlich, weil dort so viele Nervenenden zusammenlaufen. Wenn sie die Lippen eines anderen berühren, senden all diese Nerven Signale an dein Gehirn und an andere Teile deines Körpers. So spürst du einen leidenschaftlichen Kuss von den Ohren bis zu den Zehenspitzen.

Viele Menschen machen beim Küssen die Augen zu, um alles noch besser zu spüren, zu schmecken und zu riechen. Darüber wollen die Philematolog*innen alles wissen. Ob sie selbst zu Forschungszwecken oft knutschen müssen? Das wissen wir nicht ...

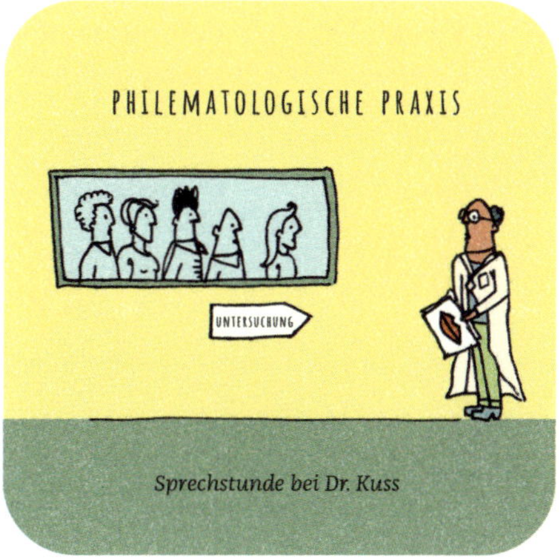

Sprechstunde bei Dr. Kuss

Bonus-Info:

Manche Menschen haben große Angst davor, zu küssen oder geküsst zu werden. Diese Angst nennt man Philemaphobie.

54 KÜSSEN IST SPORT

Von außen sieht so ein Zungenkuss nicht besonders appetitlich aus – zwei Menschen, die auf Mundhöhe aneinander festzukleben scheinen und Unmengen Speichel austauschen. Dabei ist Küssen eine echte sportliche Leistung!

Beim Küssen schlägt dein Herz schneller. So wird dein Körper besser durchblutet, und das ist gesund. Doch damit nicht genug! Durch die höhere Speichelproduktion wird Zahnbelag entfernt, was die Kariesgefahr senkt. Damit spart man sich direkt einen Zahnarztbesuch.

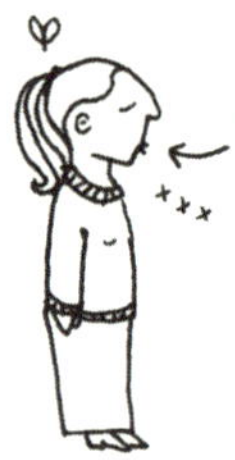

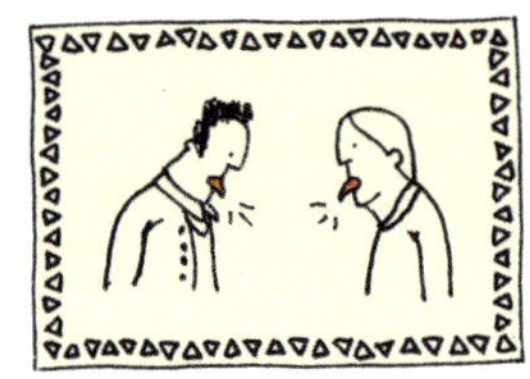

knutschmüde

Bei einem leidenschaftlichen Kuss sind um die vierunddreißig Gesichtsmuskeln und bis zu hundertsechsundvierzig Körpermuskeln beteiligt. Der wichtigste Kussmuskel ist der Mundringmuskel (*orbicularis oris*). Das ist der Muskel, mit dem du die Lippen spitzt.

Ein einminütiger Zungenkuss verbrennt gut sechsundzwanzig Kalorien. Das macht über fünfhundert Kalorien in nur einer Stunde knutschen. Wahrscheinlich hast du dann aber am nächsten Tag auch Muskelkater im Nacken und wunde Lippen …

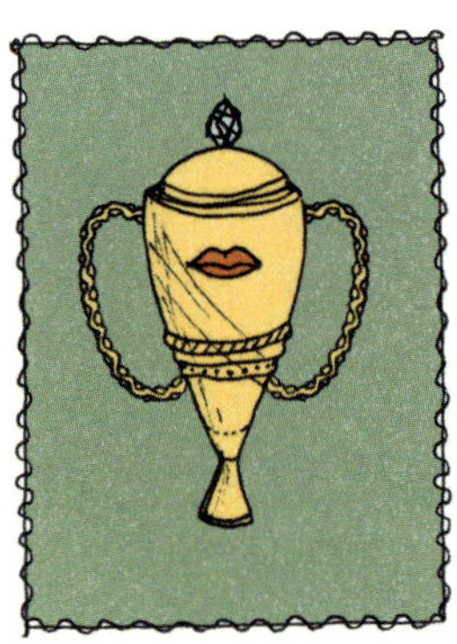

Kusspokal

Bonus-Info:

Wusstest du, dass es auch Meisterschaften im Dauerknutschen gibt? Die Rekordhalter für den längsten Kuss sind aktuell Ekkachai und Laksana Tiranarat aus Thailand. Ihr Kuss dauerte 58 Stunden, 35 Minuten und 58 Sekunden.

55 KÜSSEN IST EINE KUNST

Küssen ist etwas so Besonderes, dass auch Künstlerinnen, Filmemacher, Schriftstellerinnen und Sänger sich immer wieder damit befassen. Kennst du zum Beispiel Auguste Rodins wundervolle Skulptur *Der Kuss* oder Gustav Klimts gleichnamiges Gemälde? Schon im Jahr 1896 wurde ein Film mit dem Titel *Der Kuss* (*The Kiss*) gedreht. Er zeigte die erste – noch sehr brave – Kussszene aller Zeiten.

Küssen ist also oft Gegenstand der Kunst, doch auch das Küssen selbst ist eine Kunst. Es gibt ein paar Dinge zu beachten, bevor du damit beginnst:

- Küsst euch nur, wenn ihr einander mögt und euch beieinander sicher und wohlfühlt. Wenn dich jemand zum Kuss zwingen oder herausfordern will, ist das nicht okay – und umgekehrt gilt das Gleiche.
- Zähne putzen: Von jemandem mit schlechtem Atem geküsst zu werden ist ziemlich unangenehm.
- Steck der anderen Person nicht sofort die Zunge in den Mund. Lieber mit zarten, normalen Küssen beginnen, bevor die Zunge ins Spiel kommt. Hast du oder dein*e Freund*in noch keine Lust auf Zungenküsse? Kein Problem! Dann küsst euch einfach ohne Zunge.
- Deine Zunge ist kein Schwert. Halt sie beim Küssen entspannt.
- Steck der anderen Person die Zunge nicht tief in den Hals. Einander die Mandeln zu lecken ist nicht Sinn der Sache.
- Dreh deine Zunge beim Küssen nicht wild im Kreis. Du bist schließlich ein Mensch, keine Waschmaschine.
- Schlabber die andere Person nicht ab wie ein Hund. Zu viel Speichel ist eher unangenehm.
- Wenn der andere dir sagt oder zeigt, dass er keine Lust mehr auf Zungenküssen hat, dann ist das so. Hör sofort auf und bedränge ihn oder sie nicht.

Das Schönste ist, wenn du das Küssen mit einem Menschen entdeckst, für den du Gefühle hast oder in den du sogar verliebt bist.

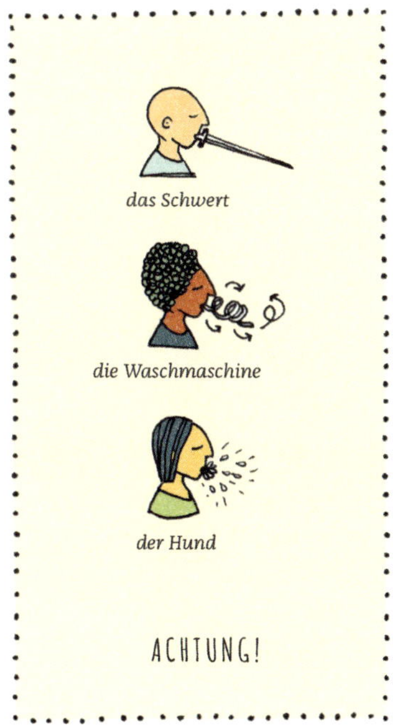

56 ES GIBT VIELE ARTEN VON KÜSSEN

Deine Oma bekommt zum Geburtstag drei Küsschen. Deine Eltern drücken dir vor dem Schlafengehen einen Kuss auf die Wange. Ausgewählte Freundinnen oder Freunde bekommen vielleicht einen Begrüßungskuss von dir. Wenn du davonradelst, wirfst du jemandem zum Abschied eine Kusshand zu ... all diese Küsse haben ihre eigene Bedeutung – und manche bedeuten mehr als andere.

Hier ein paar Ideen, falls du und dein*e Freund*in noch keine Lust auf Zungenküsse habt oder mal etwas anderes ausprobieren wollt:

Küsst euch doch mal am Hals, an den Fingern oder am Ohr. Diese Stellen sind vielleicht nicht ganz so empfindlich wie die Lippen, aber es ist trotzdem schön, dort geküsst zu werden. Ihr könnt auch mal eine »Kusswanderung« ausprobieren – dabei gleitest du mit deinen Lippen von einer Stelle zur anderen. Oder ihr probiert einen »Blubberkuss« – dabei platzierst du die Lippen auf der Wange des anderen und blubberst wie ein Fisch. Wie fühlt sich das an?

Bei einem Schmetterlingskuss benutzt du deine Lippen gar nicht, sondern »küsst« den anderen, indem du sanft mit deinen Wimpern an seiner Haut flatterst. Ihr könnt euch natürlich auch einen Nasenkuss geben.

Der Handkuss ist aus der Mode geraten, aber er bleibt ein ganz besonderer Kuss. Nach der Etikette nimmt man dabei die Hand der anderen Person in die eigene und drückt einen Kuss darauf, während man der Person in die Augen schaut. Das macht diesen Kuss noch persönlicher als zum Beispiel drei Begrüßungsküsschen.

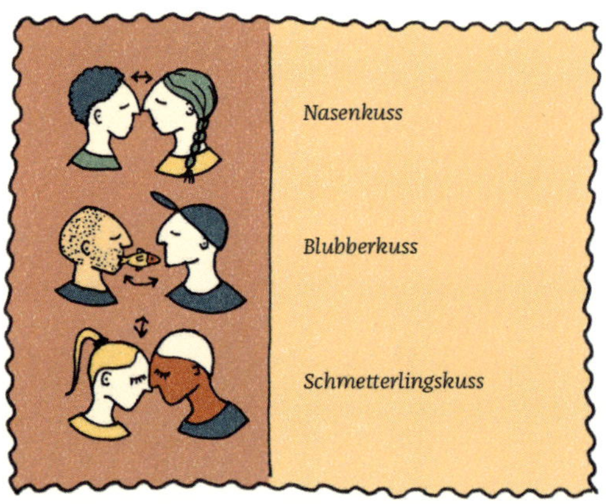

Kussarten

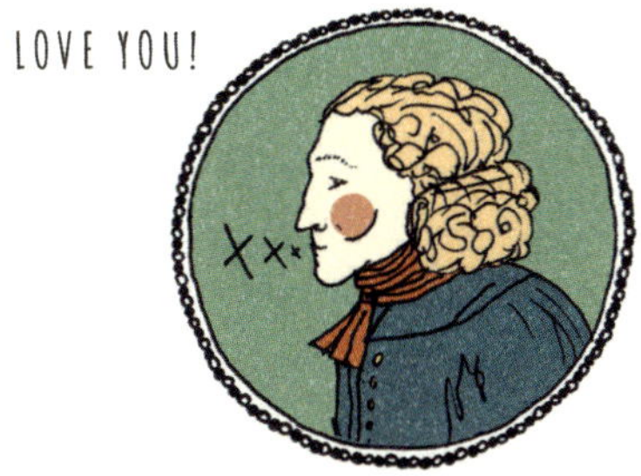

Gilbert White
ewiger Junggeselle, ewig ungeküsst

57 X IST DAS INTERNATIONALE KUSSSYMBOL

Setzt du manchmal ein X ans Ende einer Nachricht? Dann weißt du wahrscheinlich, dass das für »Kuss« steht. Dieses Symbol wird auf der ganzen Welt benutzt und besteht schon seit Jahrhunderten. Wenn du noch ein O hinzufügst, heißt das, du küsst und umarmst die andere Person. XOXO bedeutet also: »Sei geküsst und gekuschelt«.

Im Mittelalter wurden Briefe und andere Dokumente häufig mit einem X unterzeichnet. Meist konnten die Menschen nicht lesen und schreiben und ließen den Brief von jemand anderem aufsetzen und sich vorlesen. Mit dem X darunter erklärten sie, dass sie mit dem Inhalt des Briefs einverstanden waren.

Der Naturforscher Gilbert White war wahrscheinlich der Erste, der das X als Symbol für Kuss verwendete, und zwar 1763 in einem Brief an die damals zwanzigjährige Kitty Batie, in die er sich verliebt hatte. Leider wurde aus den beiden nichts, und Gilbert blieb bis an sein Lebensende Single.

Heute benutzen viele Menschen die Emojis auf ihrem Smartphone, um eine Nachricht mit einem Kuss abzuschließen. Dabei tut es ein simples X eigentlich genauso gut.

58 VERLIEBTHEIT HÄLT NICHT EWIG AN

Verknalltsein ist etwas Wunderschönes, aber kann auch ziemlich anstrengend sein. Wer verliebt ist, denkt nur noch an diesen einen Menschen und kann sich auf nichts anderes mehr konzentrieren. Im Körper werden dabei nicht nur Glücks-, sondern auch Stresshormone gebildet, wodurch man ständig unter Anspannung steht. Mit der Zeit lässt die Verliebtheit – leider oder zum Glück – wieder nach. Meistens dauert sie zwischen zwei Monaten und zwei Jahren an.

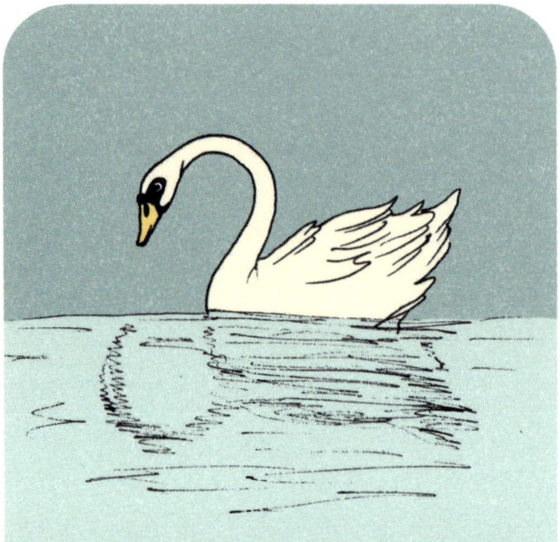

ewige Liebe

Das heißt nicht, dass sich ein Paar wieder trennt, wenn die Verliebtheit vorbei ist. Im besten Fall kommt nach den Schmetterlingen im Bauch etwas anderes: Die einst Frischverliebten hängen aneinander und möchten den Partner oder die Partnerin nicht mehr missen. Inzwischen sehen sie aber auch die weniger schönen Seiten am anderen. Sogar Eigenschaften, die sie früher richtig gut fanden, können ihnen jetzt auf die Nerven gehen.

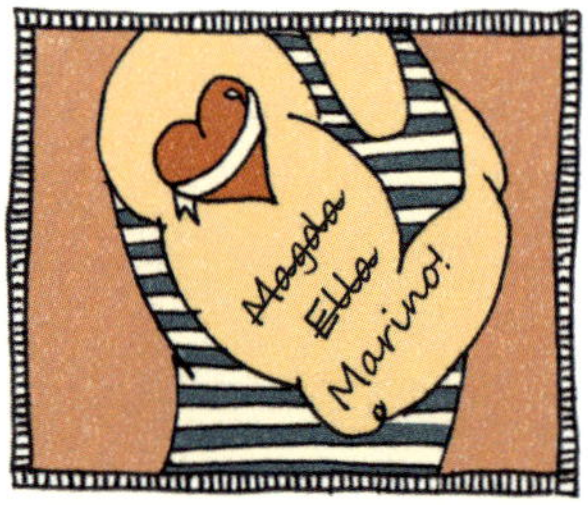

GROSSE LIEBEN

Vor einiger Zeit fand ein Forschungsteam heraus, dass es Menschen gibt, bei denen die Verliebtheit ein Leben lang anhält. Für die Studie wurden ältere Testpersonen in einen Scanner geschoben, um ihre Gehirnaktivität zu messen. Zeigte man ihnen ein Foto von ihrem Lebenspartner oder ihrer Lebenspartnerin, leuchteten bei ihnen die gleichen Stellen im Gehirn auf wie bei Frischverliebten. Die Forschenden nannten solche Paare »Schwäne«, weil diese Vögel einander ein Leben lang treu bleiben.

Bonus-Info:
Schon im Alter von etwa acht Jahren entwickeln wir eine Vorstellung davon, wie unser idealer Partner oder unsere ideale Partnerin einmal sein sollte. Auch wenn es uns in dem Moment nicht bewusst ist, verlieben wir uns später meist in Menschen, die diesem Bild ähneln.

BITTE KLEBEN

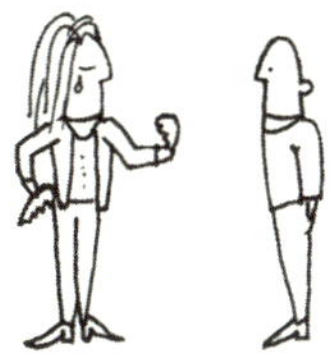

Herzbruch

59 LIEBESKUMMER TUT WEH

Genau wie Verliebtheit kann auch Liebeskummer sehr heftig sein. Besonders, wenn jemand mit dir Schluss macht, den oder die du noch liebst, bist du am Boden zerstört. Anhand von Hirnscans entdeckte ein Forschungsteam, dass bei Menschen mit Liebeskummer die gleichen Hirnbereiche aktiv sind wie nach einem schlimmen Sturz. Liebeskummer verursacht also echten, körperlichen Schmerz. Es gibt sogar das sogenannte Broken-Heart-Syndrom, bei dem die Traurigkeit das Herz krank macht und ähnliche Symptome wie bei einem Herzinfarkt verursacht. Das ist aber zum Glück sehr selten.

Liebeskummer ist also wirklich kein Spaß. Kein Wunder, dass du weinst, wenn deine Gefühle so verletzt werden. Um diese Erfahrung zu verarbeiten, brauchst du Zeit. Es kann helfen, mit einer Freundin oder einem Freund darüber zu reden. Vielleicht tut es gut, wenn du dir deine Gefühle in einem Tagebuch von der Seele schreibst. Verabrede dich mit anderen, damit du abgelenkt bist und nicht zu viel an deine Exfreundin oder deinen Exfreund denkst. Geh ihr oder ihm am besten aus dem Weg, bis du das Gefühl hast, dass es dir nicht mehr wehtut.

Lästereien oder fiese Gerüchte bringen niemanden weiter. Dein*e Ex kann nichts dafür, dass die Verliebtheit vorbei ist. Gefühle können sich ändern – das ist furchtbar traurig, aber man kann wenig dagegen tun.

Du willst selbst Schluss machen? Dann tu es am besten persönlich und nicht am Telefon, per Nachricht oder – noch schlimmer – über einen Freund oder eine Freundin. Sorg dafür, dass ihr allein seid, und lass im Gespräch keinen Zweifel daran, dass es aus ist. Hör zu und sei verständnisvoll, wenn der oder die Verlassene weint.

Und so schlimm Liebeskummer ist: Er geht zum Glück auch wieder vorbei.

– 4 –

UND DANN IST DA NOCH … SEX

60 WAS IST SEX?

Viele Menschen denken bei dem Wort »Sex« nur an Geschlechtsverkehr. An den Koitus also – auch bekannt als vögeln, poppen, pimpern, bumsen, ficken und so weiter. Damit meinen sie meist die Art von Sex, bei der ein Penis in eine Vagina eindringt.

Koitus – Geschlechtsverkehr

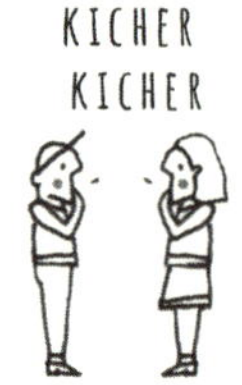

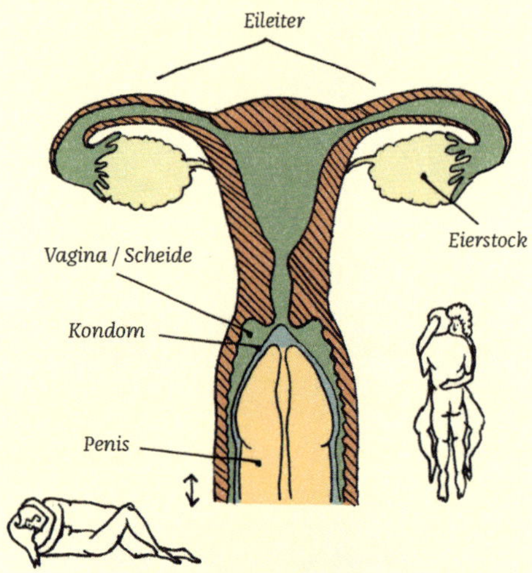

DER AKT – NUR EINE FORM VON SEX

Aber Sex ist viel mehr als das! Man kann Sex haben, indem man sich gegenseitig streichelt, egal ob über oder unter der Kleidung. Man kann einander auch am ganzen Körper küssen. Inniges Kuscheln und Knutschen kann auch eine Form von Sex sein. Man muss noch nicht mal zu zweit sein, um Sex zu haben. Sex mit dir selbst kann auch sehr schön sein. Du kannst Sex haben mit Menschen des anderen Geschlechts oder mit Menschen deines Geschlechts.

Beim Sex mit einem anderen Menschen geht es vor allem darum, diesem Menschen sehr nahe zu kommen und sich – wenn das Vertrauen da ist – gegenseitig an bestimmten Körperstellen zu berühren. Welche Stellen das sind, bestimmst du selbst. Es kann gut sein, dass du noch lange keine Lust auf Geschlechtsverkehr hast und es einfach schön findest, eng beieinander im Bett zu liegen. Das Wichtigste ist, dass ihr es beide schön findet und nichts tut, was ihr nicht wollt. Auch wenn ihr nur Händchen haltet oder euch umarmt, müsst ihr beide damit einverstanden sein. Das nennt sich Einvernehmlichkeit oder Consent und ist die Grundlage für jede Art von Sex.

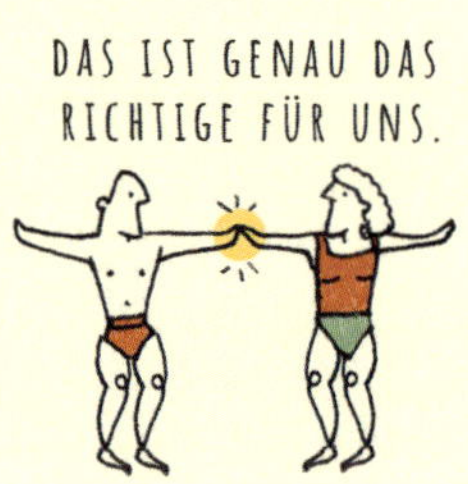

Zum Sex braucht es keine Penetration.

Die Grundregeln lauten also:

- Macht nur das, was ihr beide wollt.
- Lass dich nie überreden, etwas zu tun, was du nicht willst.
- Versuche nie, jemanden dazu zu überreden, etwas zu tun, was er oder sie nicht will.

Vielleicht möchtest du schon mal darüber nachdenken, was du schön finden würdest und was nicht, damit du deine Grenzen besser abstecken kannst. Du bist erst dann bereit für Sex, wenn du dich wohl dabei fühlst, wenn du gut darüber sprechen und dich dabei schützen kannst.

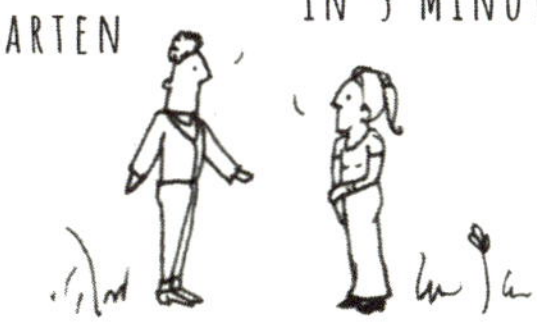
ICH WÜRDE GERNE NOCH
EIN BISSCHEN ABWARTEN
IN 5 MINUTEN DANN?

61 DAS ERSTE MAL …

Jugendliche in Deutschland sind im Schnitt 14 Jahre alt, wenn sie ihren ersten Zungenkuss haben. Später kommen Streicheleinheiten über oder unter der Kleidung hinzu. Mit dem Berühren der Geschlechtsteile warten die meisten Jugendlichen bis zum Alter von 16 oder 17 Jahren. Erst danach haben sie zum ersten Mal Geschlechtsverkehr. Manche sind beim ersten Mal schon 18 oder älter.

Im Alter von 17 Jahren hat mehr als die Hälfte der Jugendlichen in Deutschland schon Erfahrung mit Geschlechtsverkehr gesammelt. Andere lassen sich lieber Zeit. Es ist auch nicht so wichtig, wie alt du bist – Hauptsache, du bist wirklich bereit dazu.

Ob erste Küsse, intime Berührungen oder eben Geschlechtsverkehr: All das passiert meistens in einer Beziehung – also mit dem festen Freund oder der festen Freundin. Manche Jugendliche probieren es auch zum ersten Mal mit einem guten Freund oder einer guten Freundin aus.

Es ist wichtig, dass du dich auf das erste Mal Sex ein bisschen vorbereitest. Informier dich vorher (dieses Buch hilft dir schon ein wenig) oder frag eine Freundin oder einen Freund mit mehr Erfahrung um Rat. Sprich mit deinem Partner oder deiner Partnerin darüber, was ihr euch wünscht und was ihr nicht möchtet. Ihr müsst es wirklich beide wollen. Sorgt dafür, dass ihr Ruhe habt und ungestört bleibt, und nehmt euch genug Zeit füreinander. Einigt euch darauf, dass ihr beide jederzeit aufhören könnt, wenn einer von euch es nicht genießt oder wenn Zweifel aufkommen. Sprich mit deinem Arzt oder deiner Ärztin über Mittel zur Schwangerschaftsverhütung und benutzt ein Kondom.

62 SEX IST VIEL MEHR ALS FORTPFLANZUNG

Menschen haben ziemlich häufig Sex. Auf jeden Fall viel öfter, als es zur Fortpflanzung notwendig wäre. Das ist längst nicht bei allen Säugetieren der Fall. Von Bonobos wissen wir, dass sie auch sehr häufig Sex miteinander haben. Sie tun es, um sich nach einem Streit wieder zu vertragen, um ein Problem oder einen Konflikt zu lösen und wahrscheinlich auch, weil es ihnen einfach Spaß macht. Die Wissenschaft geht davon aus, dass sich auch Delfine und einige andere Tierarten zum Spaß paaren, aber der Mensch stellt sie alle in den Schatten.

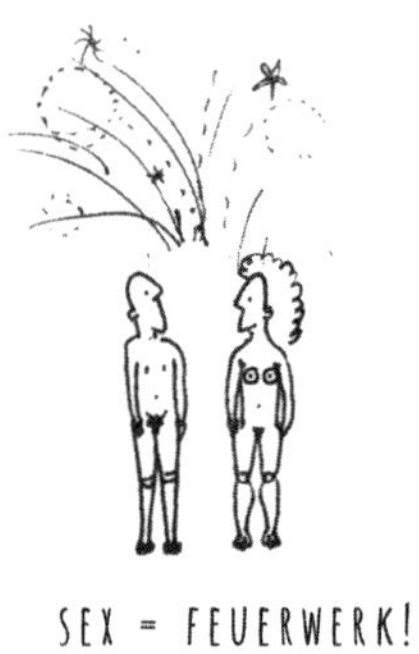

Sagen wir, jemand bekommt zwei Kinder und hat vierzig Jahre lang ein- bis zweimal pro Woche Sex. Das macht dann über tausendmal Sex pro Kind. Für Menschen bedeutet Sex also viel mehr als Fortpflanzung. Er erfüllt zahlreiche andere Funktionen. Darum benutzen Menschen auch schon lange Verhütungsmittel, sodass sie regelmäßig Sex haben können, ohne viele Kinder großziehen zu müssen.

Die meisten Menschen haben Sex, weil sie es schön finden. Sie fühlen sich erregt oder auch »geil« und haben Lust, mit jemandem zu schlafen. Wenn du mit jemandem in einer Beziehung bist, ist Sex eine schöne Art, wie ihr euch nah sein könnt und einander zeigen könnt, dass ihr euch liebt. In dem Moment fühlt ihr euch stark verbunden, und im Körper werden Glücksstoffe freigesetzt. Beim Sex lernt ihr euch sehr gut kennen, und eure Beziehung wird enger.

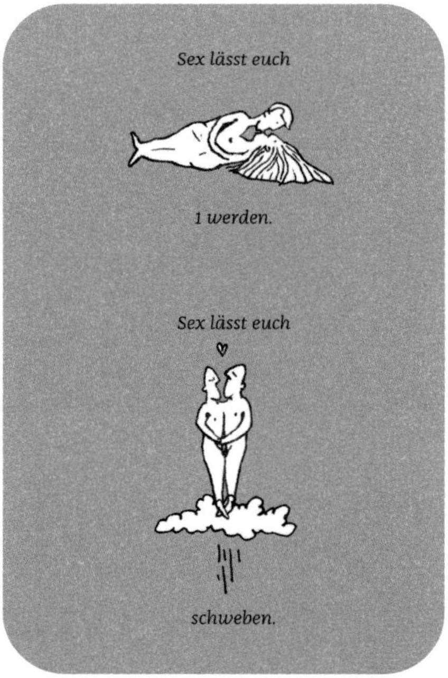

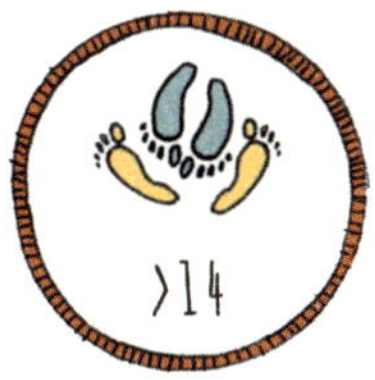

63 UNTER VIERZEHN JAHREN IST SEX NICHT ERLAUBT

In Deutschland liegt das Schutzalter für sexuelle Handlungen bei mindestens 14 Jahren. Vorher gelten Jugendliche als nicht sexuell mündig. Ab 14 darfst du mit Gleichaltrigen Sex haben, wenn ihr beide es wollt – aber die andere Person darf nicht jünger sein als 14 und nicht älter als 17. Ab 16 Jahren darfst du mit allen Altersklassen ab 14 Jahren Sex haben – aber natürlich nur, wenn beide zustimmen!

Wer 21 oder älter ist, kann bestraft werden, wenn er oder sie mit dir Sex hat, bevor du 16 Jahre alt bist.*

Ist das nicht ziemlich streng von den Erwachsenen, die solche Gesetze machen? Nein. Das Gesetz soll keine Strafe sein für Jugendliche, die sich ein bisschen ausprobieren wollen, auch wenn sie unter 16 sind. Es dient dazu, junge Menschen vor sexuellem Missbrauch zu schützen. Eigentlich bedeutet es vor allem, dass Erwachsene keinen Sex mit unter 16-jährigen haben dürfen.

Es ist sowieso keine gute Idee, wenn Jugendliche eine Beziehung mit jemandem eingehen, der oder die fünf oder mehr Jahre älter ist. Die ältere Person hat wahrscheinlich schon mehr sexuelle Erfahrung und will vielleicht Dinge tun, zu denen du noch nicht bereit bist. Weil du viel jünger bist, fällt es dir vielleicht schwer, »Nein« zu sagen, und dann kann es passieren, dass du Dinge tust, bei denen du dich nicht wohlfühlst.

Bist du unter 16 und hast das Gefühl, dass dich jemand zu etwas gedrängt hat, was du eigentlich nicht wolltest? Sprich unbedingt mit einer erwachsenen Vertrauensperson darüber, die dir Rat geben kann. Hinten im Buch findest du einige Adressen, an die du dich mit deinen Fragen wenden kannst.

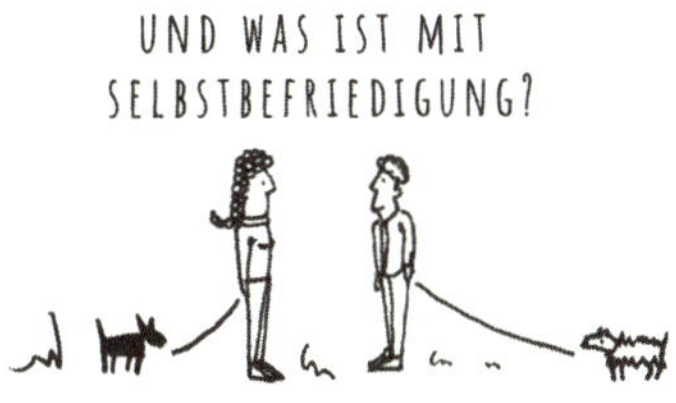

* In Österreich ist Geschlechtsverkehr ab 14 Jahren erlaubt. 13-Jährige dürfen Sex mit einem*einer gleichaltrigen oder höchstens drei Jahre älteren Partner*in haben. In der Schweiz liegt das Schutzalter bei 16. Bei unter 16-Jährigen, die miteinander Sex haben wollen, darf der Altersunterschied nicht mehr als drei Jahre betragen.

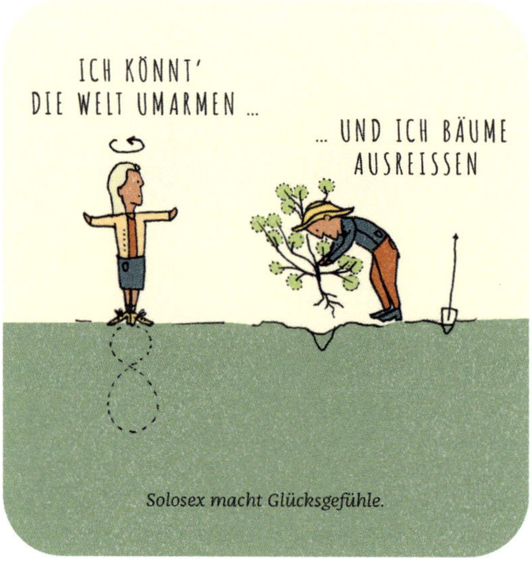

Solosex macht Glücksgefühle.

64 SEX MIT DIR SELBST IST ABSOLUT OKAY

Sex mit dir selbst heißt offiziell Masturbation, auch bekannt als Selbstbefriedigung. Manchmal wird auch von Solosex gesprochen. In alten Texten findet man auch das Wort Onanie. Umgangssprachlich gibt es aber natürlich ganz andere Ausdrücke. Jungs »wichsen«, »holen sich einen runter« oder »wedeln sich einen von der Palme«, es gibt dafür auch noch viele andere, oft humorvolle Ausdrücke. Mädchen »rubbeln sich einen« oder »putzen sich die Perle« – aber insgesamt gibt es viel zu wenige Ausdrücke für weibliche Selbstbefriedigung. Da musst du wohl welche erfinden.

Wie man ihn auch nennt, Solosex ist völlig in Ordnung. In Studien geben 54 % der vierzehnjährigen Jungen an, schon Erfahrungen mit Selbstbefriedigung gesammelt zu haben. Unter den achtzehnjährigen Jungen sind es 85 %. Mädchen fangen im Schnitt etwas später an: Mit vierzehn masturbieren 19 % der Mädchen, mit achtzehn sind es knapp 45 %.

Die meisten Menschen masturbieren, um einen Orgasmus zu haben (mehr dazu in Info 67). Jungen machen es zum Beispiel, indem sie ihre Vorhaut über der Eichel vor- und zurückschieben oder ihren Penis auf andere Weise anfassen. Mädchen kommen häufig zum Orgasmus, wenn sie ihre Klitoris und deren Umgebung streicheln oder reiben.

Durch Selbstbefriedigung lernst du deinen Körper besser kennen und findest heraus, was dir gefällt. Es hilft auch bei der Entspannung. Mach es am besten, wenn du ungestört bist, steck dir keine komischen Gegenstände in die Vagina und verletz dich nicht am Penis. Du brauchst niemandem davon zu erzählen, und du kannst es dein ganzes Leben lang genießen.

65 MASTURBIEREN MACHT BLIND … NOT!

Der Schweizer Arzt Samuel-Auguste Tissot (1728–1797) war sich sicher: Masturbation macht dumm. Angeblich schade sie dem Gedächtnis und führe zur Erblindung. Wer häufig masturbiert, erkranke an Rheuma und Arthrose. Masturbation schädige auch die Organe und führe zu Müdigkeit und Erschöpfung. Außerdem würde man vom Masturbieren unfruchtbar. Tissot schrieb ein ganzes Buch darüber mit dem Titel: *Von der Onanie, oder Abhandlung über die Krankheiten, die von der Selbstbefleckung herrühren.* Seine wissenschaftlichen Kollegen hielten das Werk für sehr interessant. Es wurde in mehrere Sprachen übersetzt und so auf der ganzen Welt verbreitet. Napoleon Bonaparte höchstpersönlich schrieb Tissot einen Brief, um ihn zu seinem herausragenden Buch zu beglückwünschen.

Doktor Tissot war davon überzeugt, dass Sperma im Gehirn produziert wird. Und dass also bei jedem Samenerguss, den ein Junge hat, ein Stück seines Gehirns entlang der Wirbelsäule durch den Penis nach außen gelangt. Wer also häufig masturbierte, würde nach und nach seinen gesamten Hirninhalt verlieren.

Für uns heute klingt Tissots Theorie total absurd, aber sein Buch bestimmte beinahe zweihundert Jahre lang, wie Menschen im Westen über Selbstbefriedigung dachten. Erst in den Sechzigerjahren des 20. Jahrhunderts wurde Masturbation immer mehr akzeptiert. Das war eine Folge der sexuellen Revolution, durch die Menschen offener über Sex reden konnten. Heute wissen wir zum Glück, dass an Solosex nichts falsch ist, sondern dass es meistens einfach schön und entspannend ist.

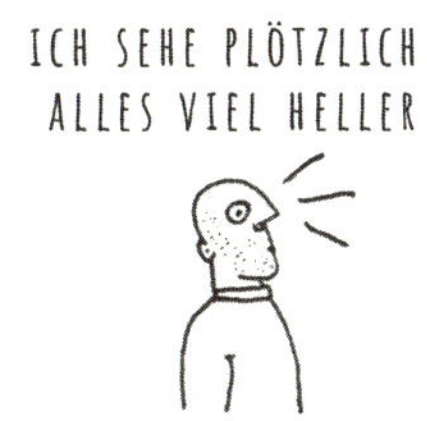

Bonus-Info:

Masturbation tut dem Körper sogar gut: Sie senkt den Stress, schützt das Herz und kann schmerzlindernd wirken.

66 MIT CORNFLAKES GEGEN MASTURBATION

Eben ging es um Doktor Tissot, der in seinem Buch strengstens vor dem Masturbieren warnte. In den USA war es John Harvey Kellogg (1852–1943), der die Menschen davon abbringen wollte.

Kellogg hatte Medizin studiert und war überzeugt, dass viel Bewegung und eine fleischlose Ernährung für ein gesundes Leben unverzichtbar waren. Und kommt dir der Name bekannt vor? Genau, Kellogg erfand auch die Frühstücksflocken, die wir heute noch kennen. Sie waren Teil seiner strengen Diät.

Aber Kellogg ging es um mehr – er war nämlich auch Adventist. Die Adventisten wollten die Menschen zu einem möglichst gesunden und enthaltsamen Leben ohne Ausschweifungen bewegen, und das nicht nur beim Essen und Trinken, sondern auch beim Thema Sex. Der Geschlechtsakt durfte in ihren Augen ausschließlich der Fortpflanzung dienen. Auch Kelloggs Frühstücksflocken waren extra so zusammengestellt, dass sie die Lust auf Sex dämpfen sollten. Ging es nach Kellogg, sollten Jungen auch beschnitten werden, und die Beschneidung selbst sollte möglichst schmerzhaft sein. Dadurch sollten sie die Lust an der Selbstbefriedigung verlieren.

Wir können dich aber beruhigen: Kelloggs erste Frühstücksflocken hatten fast nichts gemeinsam mit den Cornflakes, die du heute vielleicht morgens isst. Sie waren weder knusprig noch enthielten sie Zucker. Außerdem lässt sich die Lust auf Sex nicht durch bestimmte Nahrungsmittel dämpfen!

Zum Glück gelten auch seine Ideen längst als überholt!

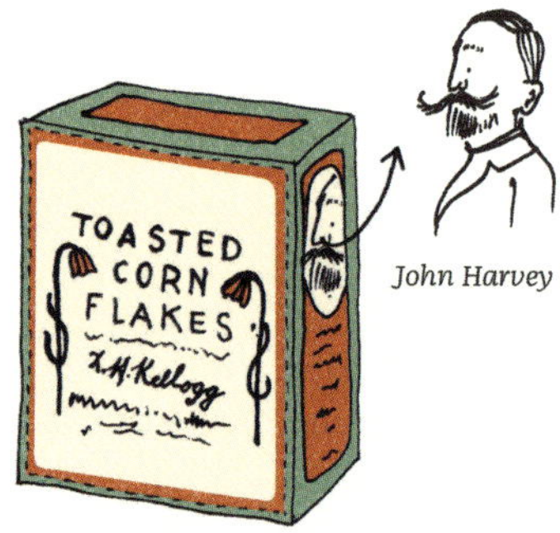

KÖSTLICHE ANTI-MASTURBATIONSFLOCKEN

67 EIN ORGASMUS DAUERT NUR WENIGE SEKUNDEN

Ein Orgasmus wird auch Klimax oder Höhepunkt genannt. Man kann zum Orgasmus kommen – oder einfach nur »kommen« –, wenn man mit sich selbst oder mit einer anderen Person Sex hat. Wenn du erregt bist und auf die richtige Weise berührt wirst, spürst du in einem bestimmten Moment, dass mit deinem Körper etwas passiert: Du kommst gegen das Gefühl nicht an – es überrollt dich einfach.

Im Allgemeinen entdecken Jungen früher als Mädchen, wie sie am besten zum Orgasmus kommen können, weil sie sich schon früh mit ihrem Penis beschäftigen. Kurz vor dem Orgasmus wird dein Penis noch ein bisschen steifer, und die Hoden werden näher an den Körper gezogen. Es kann passieren, dass dein ganzer Körper bebt und dass du schneller atmest. Ab diesem Zeitpunkt kannst du nicht mehr zurück, nach ein paar Sekunden hast du einen Samenerguss. Bestimmte Muskeln in deinem Unterleib ziehen sich zusammen, und schon drücken sie das Sperma stoßweise durch die Harnröhre nach draußen. Das fühlt sich sehr gut an.

Bei den meisten Mädchen muss die Klitoris stimuliert werden, damit sie zum Orgasmus kommen. Beim Sex mit einem Jungen reicht die

Penetration – das Eindringen des Penis in die Vagina – meist nicht aus, um zum Orgasmus zu kommen. Das ist ganz normal und nur logisch: Die Scheide selbst ist weniger reizempfindlich, denn sie ist ja auch der Weg, auf dem Babys geboren werden. Wenn du erregt bist, wird deine Scheide feucht, und die Klitoris schwillt an. Deine Atmung geht schneller, und dir wird warm. Während des Orgasmus ziehen sich die Muskeln rund um deine Scheide, die Gebärmutter, die Harnröhre, die Blase und den After mehrmals hintereinander zusammen. Das alles spürst du beim Orgasmus. Jungen und Männer müssen meistens eine Weile warten, bevor sie ein zweites Mal zum Orgasmus kommen.

Manche Frauen und Mädchen können dagegen mehrmals hintereinander kommen: Das ist dann ein multipler Orgasmus.

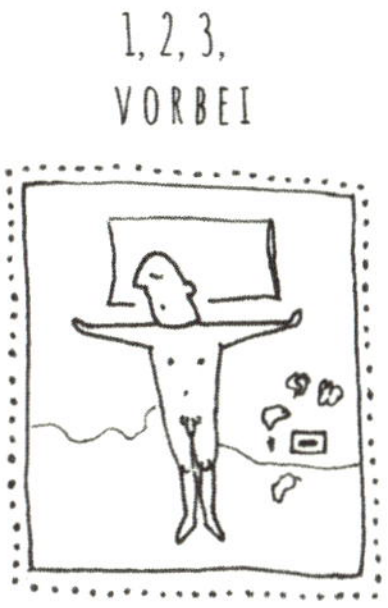

die Dauer eines Orgasmus?

68 AUCH TIERE MASTURBIEREN

Selbstbefriedigung gibt es auch im Tierreich. Hunde und Katzen lecken sich gerne an den Geschlechtsteilen. Schildkröten und andere Tiere stecken ihren Penis in Öffnungen, zum Beispiel in einem Stein oder in einem Stück Holz. Zebra-, Pferde- und Maultierhengste fahren ihren Penis aus und schlagen ihn sich gegen den Bauch, um sich selbst zu befriedigen. Elche reiben ihr Geweih an Bäumen, was ihnen sexuellen Genuss verschafft. Pavian- und Gorillamännchen spielen gerne mit ihrem Penis und holen sich wie Menschenmännchen einen runter.

Auch bei weiblichen Tieren wurde Selbstbefriedigung beobachtet. Das Stachelschweinweibchen setzt sich zum Beispiel auf einen Stock oder reibt sich an einem Gegenstand. Auch Schimpansinnen verwenden Holzstückchen. Stuten reiben ihr Geschlecht an Bäumen oder Stallwänden.

Eine ganz besondere Masturbationstechnik hat der Große Tümmler: Angeblich wickelt er sich einen lebendigen, zappelnden Aal um den Penis, bis er selbst kommt. Ob es dem Aal auch so gut gefällt, ist allerdings fraglich …

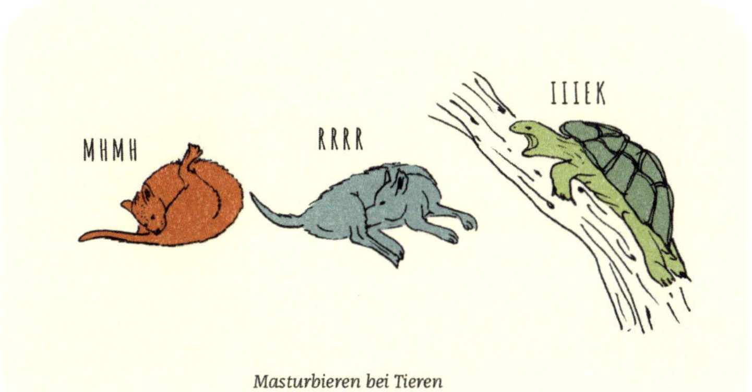

Masturbieren bei Tieren

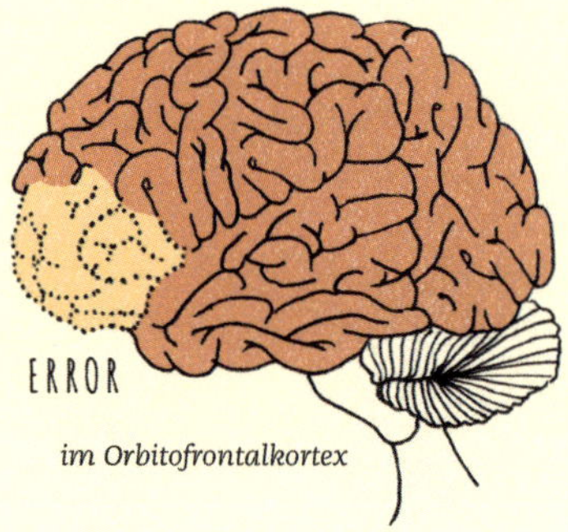

69 BEIM ORGASMUS SETZT DAS GEHIRN KURZ AUS

Das Gefühl beim Orgasmus unterscheidet sich von Person zu Person und auch von Mal zu Mal. Es kann sich zum Beispiel anfühlen wie eine Schockwelle, die durch deinen Körper rollt, oder aber wie eine Reihe kleiner, zarter Stromstöße.

Beim Orgasmus passiert mit deinem Körper eine ganze Menge: Du atmest schneller und unregelmäßiger, deine Pupillen weiten sich, dein Herz pocht, und du spürst, wie sich die Muskeln um deine Vagina oder deinen Penis und in deinem Unterleib zusammenziehen. Ein gutes Gefühl – und danach bist du meistens entspannt.

Die meisten Menschen kommen am einfachsten durch Masturbation zum Orgasmus, aber viele finden es schöner, gemeinsam mit dem Partner oder der Partnerin zu kommen. Wenn man den anderen an empfindlichen Körperstellen – den sogenannten erogenen Zonen – berührt, werden im Gehirn verschiedene Stoffe freigesetzt, die das Wohlbefinden stärken und Glücksgefühle erzeugen. Eines davon ist das Hormon Oxytocin. Das wird bei einem Orgasmus in großen Mengen ausgeschüttet. Wenn du mit jemandem Sex hast, fühlt ihr euch in diesem Moment stark verbunden.

Wusstest du, dass beim Orgasmus ein Teil deines Gehirns – der sogenannte Orbitofrontalkortex – komplett aussetzt? Dadurch denkst du ein paar Sekunden an gar nichts mehr und kannst den Moment voll und ganz genießen.

70 SPERMIEN SCHWIMMEN NICHT AUS EIGENER KRAFT

Wenn du als Junge einen Orgasmus hast, kommt Sperma aus deinem Penis. Vielleicht stellst du dir dabei vor, wie die Spermien wie kleine Kaulquappen hinausschwimmen oder sich mit ihrem Schwanzteil so fest abstoßen, dass es sie nach draußen katapultiert. Aber so läuft es nicht. Spermien haben gar nicht so viel Kraft. Sie schwimmen mit einer Geschwindigkeit von etwa zwei bis drei Millimetern pro Minute, was nicht besonders schnell ist. Die meiste Arbeit leisten deine Muskeln.

Durch deinen Penis verläuft die Harnröhre. Die ist mit deiner Blase verbunden, also dem Organ, in dem der Urin gespeichert wird. Wenn dein Penis versteift, verschließt sich die Öffnung zwischen Blase und Harnröhre. Darum kannst du mit einem steifen Penis nicht oder nur sehr schwer pinkeln.

Wenn du sehr erregt bist und kurz vor dem Orgasmus stehst, füllt sich deine Harnröhre mit Sperma. Zuerst aber fließt noch eine andere Flüssigkeit durch. Dieses Präejakulat, der sogenannte Lusttropfen, ist dünnflüssiger als Sperma und dient der Reinigung der Harnröhre. Und es befeuchtet deine Eichel (siehe auch Info 7).

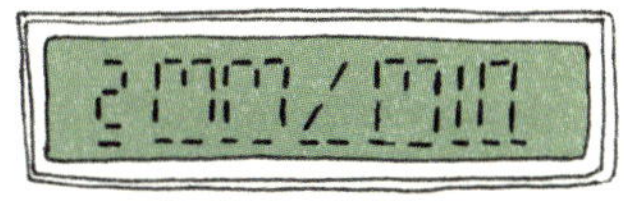

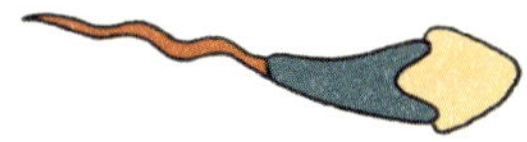

Die Muskeln unten am Penis – an der Peniswurzel – ziehen sich zusammen und drücken das Sperma mit ordentlich Kraft Richtung Ausgang. Oft kommt es in mehreren kleinen Stößen nach draußen, manchmal fließt es eher. Ist der Samenerguss – die Ejakulation – erst mal in Gang gesetzt, kannst du ihn nicht mehr zurückhalten. Beim Orgasmus hast du keine Kontrolle.

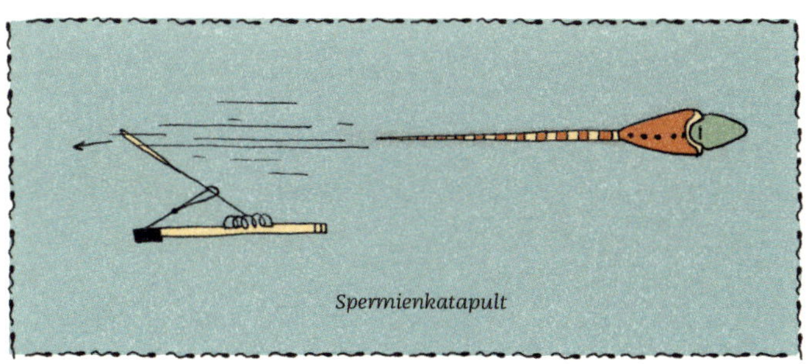

Spermienkatapult

71 BEIM SEX VERÄNDERN SICH FORM UND GRÖSSE DER VAGINA

Bei einer erwachsenen Frau ist die Scheide etwa so lang wie ihr Zeigefinger: zwischen sieben und zehn Zentimeter. Wie du schon in Info 4 gelesen hast, ist die Scheide keine offene Röhre, denn die Scheidenwände haften aneinander. Die ersten Zentimeter sind sehr eng. Dadurch kann auch ein Tampon nicht einfach so herausfallen und Badewasser nicht eindringen.

Wenn du aber sexuellen Kontakt hast und erregt bist, passiert in deinem Unterleib eine Menge: Deine Gebärmutter verschiebt sich ein bisschen, die Vagina wird breiter und länger. Und sie wird feuchter – dadurch kann ein Penis, ein Finger oder ein Sexspielzeug eindringen, ohne dass es wehtut.

In deinem Unterleib befinden sich Muskeln, die dabei eine wichtige Rolle spielen: die Beckenbodenmuskeln. Sie verschließen die Harnröhre und den Darm, sodass Urin und Stuhlgang eine Zeit lang zurückgehalten werden können. Außerdem stützen sie die Gebärmutter und die Scheide.

Konzentrier dich mal auf deine Vagina und versuche, die Muskeln dort bewusst anzuspannen. Die Beckenbodenmuskulatur kann deine Scheide weiten oder verengen. Wenn du sie beim Sex mit einem Jungen stark anspannst, kann es Schmerzen verursachen. Das passiert nicht immer bewusst. Vielleicht bist du sehr nervös und verkrampfst dich, weil es dein erstes Mal ist. Wenn es sich unangenehm anfühlt und du dich nicht entspannen kannst, solltest du lieber noch eine Weile warten, bis du bereit bist.

Auch Jungen haben natürlich Beckenbodenmuskeln, die die Organe im Unterleib stützen und auch beim Orgasmus eine wichtige Rolle spielen.

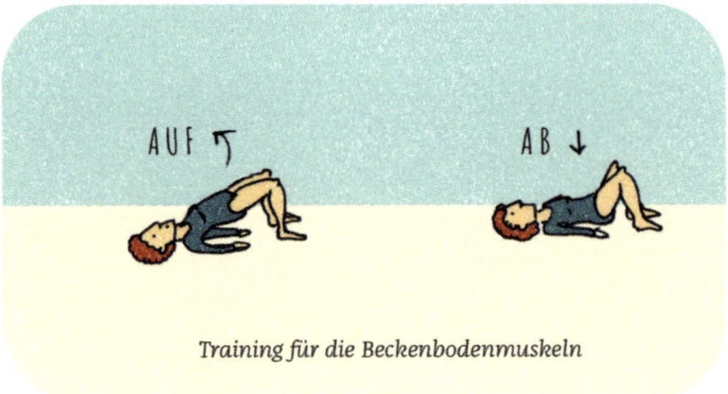

Training für die Beckenbodenmuskeln

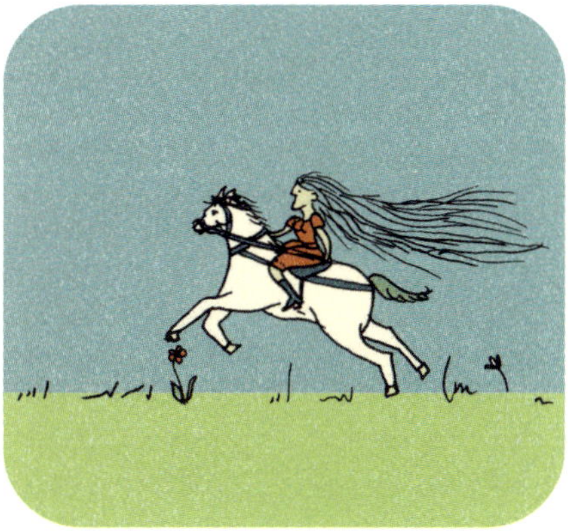

72 EIN ARZT KANN NICHT SEHEN, OB DU NOCH JUNGFRAU BIST

Der Fachausdruck für das Jungfernhäutchen lautet Hymen. »Jungfernhäutchen« ist keine treffende Bezeichnung, denn es sagt rein gar nichts darüber aus, ob du schon einmal mit jemandem Sex gehabt hast und noch »Jungfrau« bist. Die Frauenärztin sieht zwar, ob ein Hymen da ist, aber nicht, ob du schon Sex hattest oder nicht. Vielleicht hattest du von Anfang an keins, oder es ist schon vor langer Zeit gerissen.

Bei dem Hymen handelt es sich um eine dünne Haut, die den Scheideneingang umgibt. Manche Mädchen werden ohne diese Haut geboren, andere mit. Das Hymen sieht bei jedem Mädchen und jeder Frau anders aus: Manchmal ist es eine Art Rille, die an eine kleine Wunde erinnert. In anderen Fällen ist es eine kleine Haut mit einem oder mehreren Löchern oder Spalten. Ganz selten ist es wirklich ein durchgehendes Häutchen ohne Öffnung. Das muss von einer Ärztin oder einem Arzt entfernt werden, weil ansonsten das Menstruationsblut nicht abfließen kann.

Das Hymen ist einfach da, erfüllt aber keine Funktion. Es verschwindet nicht unbedingt durch den Gebrauch von Tampons, durch das Reiten auf Pferden, beim Balletttanzen oder beim Turnen. Es wird mit den Jahren oft einfach immer dünner, bis es eines Tages ganz verschwunden ist. Wenn ein Mädchen zum ersten Mal Sex mit einem Jungen hat und der Junge mit dem Penis in die Scheide eindringt, kann es sein, dass das Häutchen gedehnt wird oder auch einreißt. Dann kann es ein bisschen bluten, aber das passiert längst nicht in allen Fällen.

In manchen Kulturen hat das Jungfernhäutchen einen hohen Stellenwert. Es muss noch »intakt« sein, sonst gilt ein Mädchen nicht mehr als Jungfrau. Manchmal soll es sogar durch einen ärztlichen Eingriff »repariert« werden. Aber du weißt es jetzt besser: Das Hymen ist einfach nur ein nutzloses Stückchen Haut.

73 WAS ALL DIE WÖRTER BEDEUTEN

Beim Thema Sex werden häufig Wörter benutzt, die du vielleicht nicht alle verstehst. Wir versuchen, sie hier zu erklären, damit du weißt, worum es geht.

- Stellung: eine bestimmte Position beim Sex

- Missionarsstellung: die Stellung, bei der ein Partner oben und einer unten liegt. So können sie sich beim Sex ins Gesicht gucken.

- Vaginaler Sex: Sex, bei dem der Penis oder ein Sexspielzeug in die Vagina eindringt

- Penetration: Ein Penis (oder Sexspielzeug) dringt in Vagina oder Po ein.

- Oralsex: Sex, bei dem der Mund benutzt wird, um den Penis oder die Vulva zu liebkosen, küssen, daran zu lecken, zu saugen ...

- Blasen/einen Blowjob geben: den Penis in den Mund nehmen und liebkosen

- Lecken: die Vulva mit dem Mund liebkosen

- Fingern: Klitoris, Vulva und Scheide mit den Fingern streicheln - auch bei sich selbst

- Sich einen runterholen/wichsen: den Penis mit der Hand stimulieren, um - wenn es klappt - zum Orgasmus zu kommen. Manche mögen die Bewegung von oben nach unten, andere machen es umgekehrt. Du kannst es bei dir selbst oder bei jemand anderem machen.

- Sexspielzeug: ein Gegenstand, den man zur Selbstbefriedigung oder beim Sex mit jemand anderem benutzen kann. Das kann ein Dildo oder ein Vibrator sein, aber zum Beispiel auch ein paar Federn zum Streicheln.

- Dildo: ein penisförmiger Gegenstand aus Kunststoff, der in die Vagina oder den Po gesteckt werden kann, um ein angenehmes Gefühl zu erzeugen.

- Vibrator: ein vibrierendes oder kreisendes Gerät. Er kommt beim Sex oder beim Masturbieren zum Einsatz und kann zum Beispiel gegen die Klitoris gehalten werden. Manche Vibratoren sind penisförmig, andere nicht.

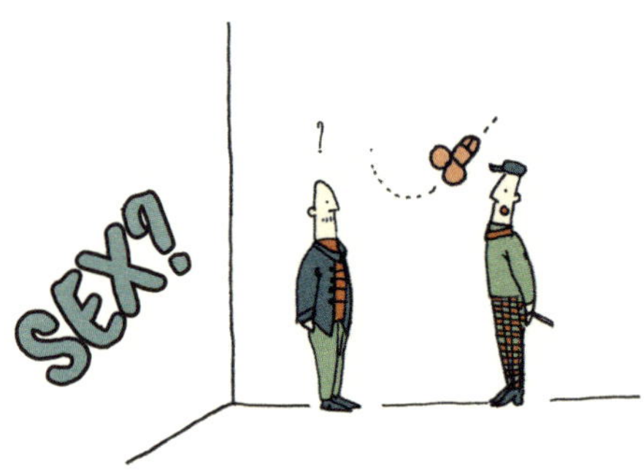

wenn's juckt ...

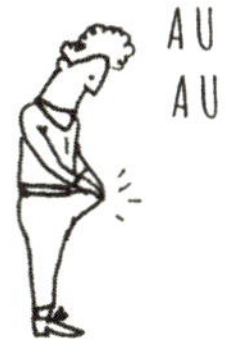

ab zum Arzt

74 SEX KANN AUCH KRANK MACHEN

Sex ist eine schöne Sache, aber leider kann er dich in Ausnahmefällen auch krank machen. Du kannst dich mit einer sexuell übertragbaren Krankheit (STI) anstecken – die Abkürzung ist abgeleitet vom englischen Ausdruck *Sexually Transmitted Infection*. Sie kann durch Viren, Bakterien, Pilze oder Parasiten verursacht werden. Diese können von Person zu Person übertragen werden, zum Beispiel durch direkten Kontakt der Geschlechtsteile, aber auch beim Kontakt zwischen Mund und Intimbereich, beim Analsex oder auch von Mund zu Mund.

Es gibt viele verschiedene Arten von sexuell übertragbaren Krankheiten. Von manchen kannst du schwer krank werden, andere führen zu Unfruchtbarkeit. Zum Glück kannst du dich davor schützen, indem du beim Sex ein Kondom (beim Oralsex ein Kondom oder ein Lecktuch) benutzt und auf andere Weise vorsorgst, damit du nicht direkt mit den Krankheitserregern in Kontakt kommst.

Woran merkst du, dass du dich mit einer STI angesteckt hast? Manchmal bemerkst du einen unangenehm riechenden Ausfluss aus dem Penis oder der Vagina. Es kann auch sein, dass du beim Pinkeln ein Brennen spürst. Ganz eindeutig ist das Problem, wenn du Bläschen, Warzen oder Geschwüre auf dem Penis, der Vagina, am After oder um den Mund herum bekommst. Schmerzen am Penis, an der Eichel oder an den Schamlippen sind auch kein gutes Zeichen.

Es ist aber auch gut möglich, dass du keines dieser Symptome spürst und dir trotzdem eine sexuell übertragbare Krankheit eingefangen hast. Wenn du ungeschützt Sex hattest (also etwa ohne Kondom) und dir Sorgen machst, dass du dich angesteckt haben könntest, solltest du dich testen lassen. Das geht beim Arzt oder in einem speziellen Testzentrum – auch anonym. Die Ärztin oder der Arzt kann dich beraten und untersuchen und dir, wenn nötig, ein Medikament verschreiben, um die STI zu behandeln.

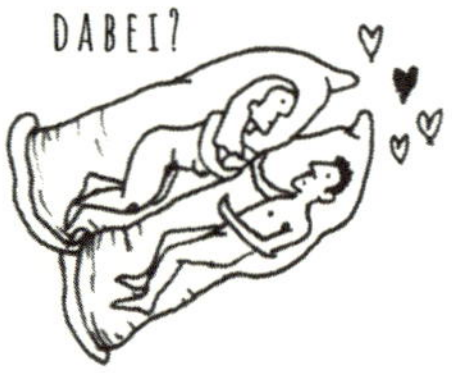

Sex – aber sicher

75 BEIM KÜSSEN KANNST DU DICH NICHT MIT HIV ANSTECKEN

Zu den bekanntesten sexuell übertragbaren Erkrankungen gehört die HIV-Infektion. Sie wird durch das Humane Immundefizienz-Virus ausgelöst. Das Virus kann durch direkten Blutkontakt und beim ungeschützten Geschlechtsverkehr übertragen werden. Es greift die weißen Blutzellen an, die den Körper vor Infektionen schützen. Die Abwehrkräfte werden geschwächt, sodass Bakterien und Viren leichter eine Krankheit auslösen können. Wenn der Körper so geschwächt ist, dass das Immunsystem kaum noch funktioniert, ist man an Aids erkrankt – so heißt das letzte Stadium einer unbehandelten HIV-Infektion. Die Abkürzung steht für *Acquired Immune Deficiency Syndrome,* was »erworbenes Immunschwächesyndrom« bedeutet. »Erworben« bedeutet, dass man sich die Krankheit zugezogen (sie also nicht geerbt) hat. »Immunschwäche« oder »Immundefizienz« beschreibt einen mangelnden Schutz gegen Krankheitserreger. *Syndrom* ist ein anderes Wort für Krankheit.

Am Anfang bemerken Infizierte oft auch gar nicht, dass sie sich mit HIV angesteckt haben. Erst wenn sich das Virus im ganzen Körper verbreitet, bricht die Krankheit aus. Zum Glück gibt es heute gute Medikamente, die das Virus in Schach halten und dafür sorgen, dass Patientinnen und Patienten mit HIV ein langes und gesundes Leben führen können. Wer solche HIV-Hemmer einnimmt, kann das Virus nicht mehr übertragen und es auch nicht an ein ungeborenes Kind weitergeben.

Beim Händchenhalten, Kuscheln und Knutschen kannst du dich nicht mit HIV anstecken. Auch Mücken können das Virus nicht übertragen, weil die Menge Blut, die sie noch am Rüssel haben könnten, nicht ausreicht und weil das Virus darin nicht überleben würde. Auch auf einem Toilettensitz, an verschwitzten Geräten im Fitnessstudio oder durch Husten und Niesen kannst du dich nicht mit HIV infizieren.

Bonus-Info:

Das HI-Virus wurde 1983 entdeckt. Im Jahr 2020 gab es weltweit über 37 Millionen HIV-Infizierte. Trotzdem hoffen Wissenschaftlerinnen und Wissenschaftler, dass Aids bis zum Jahr 2030 vollständig ausgerottet ist.

76 MENSCHEN WOLLEN SEX, ABER NICHT UNBEDINGT EIN BABY

Die meisten Menschen mögen Sex. Wenn du als Mädchen mit einem Jungen schläfst, kann es (auch schon beim ersten Mal) passieren, dass du schwanger wirst, was ihr vermutlich nicht wollt. Wahrscheinlich seid ihr noch zu jung dafür. Die meisten jungen Paare lassen sich Zeit, um den Körper des anderen zu erkunden und herauszufinden, welche Berührungen sie mögen, aber haben noch keinen Sex. Wenn sie sich dann irgendwann bereit dazu fühlen, gibt es verschiedene Methoden, um nicht schwanger zu werden – die sogenannten Verhütungsmittel. Sie verhindern, dass ein Spermium eine reife Eizelle befruchtet und die Frau schwanger wird (mehr dazu in Kapitel 5).

Kondome sorgen dafür, dass Spermium und Eizelle gar nicht erst in Kontakt miteinander kommen. Sie funktionieren wie eine Wand. Kondome für Männer werden über den steifen Penis gezogen, Frauenkondome (auch: Femidome) in die Vagina eingeführt. Beide dienen dazu, das Sperma aufzufangen. Beide schützen auch vor Geschlechtskrankheiten. Gerade junge Menschen ohne festen Partner sollten beim Sex immer ein Kondom benutzen.

Für Mädchen gibt es eine Verhütungspille. Sie enthält Hormone, die den Eisprung unterdrücken und/oder verhindern, dass sich eine befruchtete Eizelle einnisten kann. Dadurch wird eine Schwangerschaft unmöglich. Die Pille muss täglich und pünktlich genommen werden. Es gibt auch noch andere Möglichkeiten, mithilfe von Hormonen zu verhüten: ein spezielles Pflaster oder eine Dreimonatsspritze, ein Stäbchen, das im Arm angebracht wird, oder einen Vaginalring, der in die Scheide eingeführt wird. All diese Verhütungsmittel schützen nicht vor sexuell übertragbaren Krankheiten. Dazu ist zusätzlich ein Kondom erforderlich.

Eine weitere und hormonfreie Verhütungsform ist die Kupferspirale, die von Arzt oder Ärztin in die Gebärmutter eingesetzt wird. Sie verhindert, dass sich eine Eizelle einnisten kann. Wie die Pille schützt sie nicht gegen sexuell übertragbare Krankheiten. Die Spirale gibt es auch mit Hormonen zur Empfängnisverhütung.

Erwachsene entscheiden sich manchmal dafür, dass sie keine Kinder (mehr) haben wollen, und lassen sich dann sterilisieren. Bei dieser Operation werden die Samen- oder Eileiter verschlossen oder durchtrennt. Meistens ist so ein Eingriff endgültig – normalerweise kann man sich nicht mehr umentscheiden, wenn man später doch noch Kinder will.

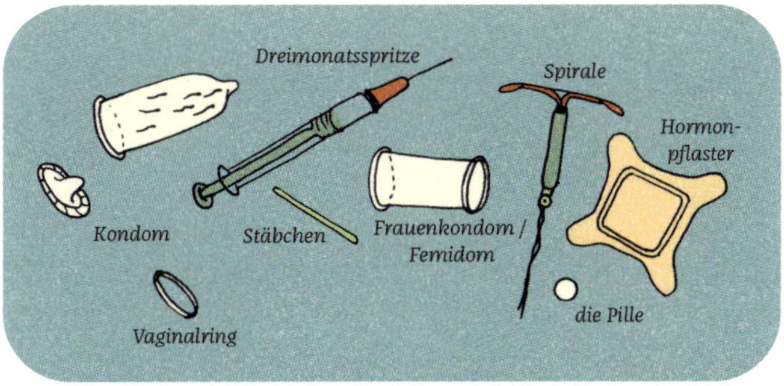

77 RAUSZIEHEN IST KEINE GUTE IDEE

Hast du schon mal von »Rausziehen« gehört? Das bedeutet, dass der Penis kurz vor dem Orgasmus aus der Vagina gezogen wird. Der Fachausdruck dafür lautet *Coitus Interruptus*. Es wird auch manchmal »aufpassen« genannt – und es eignet sich absolut nicht als Verhütungsmethode!

Aus Info 7 weißt du: Vor dem Orgasmus kommt bereits der Lusttropfen aus dem Penis. Darin können sich schon Spermien befinden. Es kann also gut sein, dass ein Mädchen schwanger wird, auch wenn gar kein Sperma in ihre Vagina gelangt ist. Darüber hinaus ist es oft nicht einfach, bei all den schönen Gefühlen daran zu denken, den Penis rechtzeitig rauszuziehen, wodurch der Junge eben doch in der Scheide zum Orgasmus kommt.

Manche Menschen verlassen sich auf »natürliche Verhütungsmethoden«. Dazu zählt die Kalendermethode, auch Knaus-Ogino-Methode genannt. Dabei führt die Frau genau Tagebuch über ihren Zyklus. Etwa zwei Wochen nach dem letzten Tag der Menstruation findet der Eisprung statt. Dann ist die Chance, schwanger zu werden, am größten, also hat sie in dieser Zeit keinen Sex. Leider ist der Eisprung einer Frau nicht immer am gleichen Tag, sodass sich die fruchtbaren Tage nicht ganz genau vorhersagen lassen. Mit dieser Methode ist das Risiko einer Schwangerschaft gut 50 % höher als mit einem Verhütungsmittel. Bei der Temperaturmethode misst die Frau jeden Tag ihre Temperatur. An den fruchtbaren Tagen ist die Körpertemperatur um 0,2 °C niedriger, also hat sie dann keinen Sex. Nur sind 0,2 °C sehr wenig, und die Körpertemperatur kann auch aus anderen Gründen schwanken. Darum gilt auch das Temperaturmessen als eine unsichere Verhütungsmethode, bei der die Chance auf eine Schwangerschaft sehr hoch ist. Solche natürlichen Methoden sind nur dann geeignet, wenn du in einer festen Beziehung bist, wenn du alt genug bist und deinen Zyklus sehr gut kennst, und wenn eine Schwangerschaft kein Problem wäre. Wenn das nicht zutrifft, solltet ihr auf andere Weise verhüten.

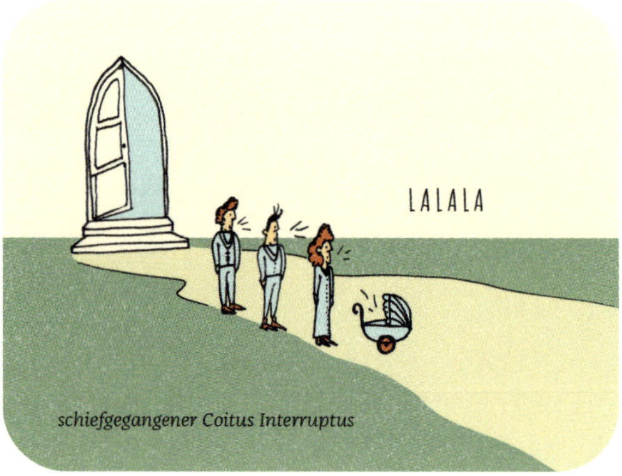

schiefgegangener Coitus Interruptus

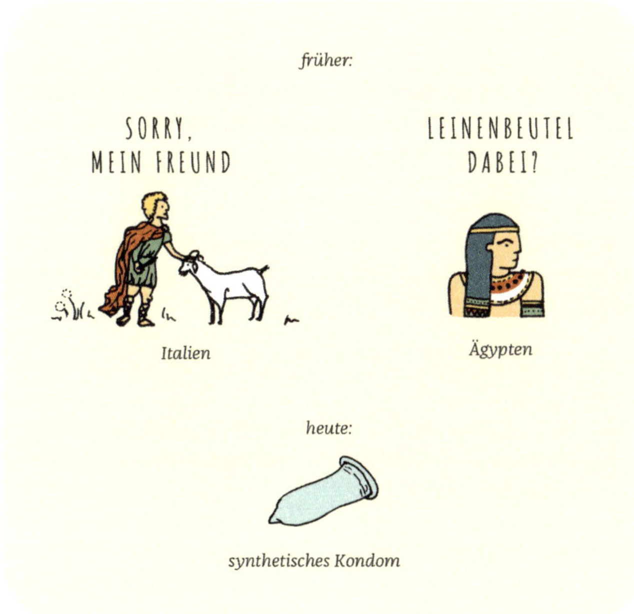

78 KONDOME GIBT ES SCHON SEHR LANGE

Schon lange bevor die Menschen verstanden, wie eine Befruchtung genau vonstattengeht, begriffen sie, dass sie versuchen mussten, das Sperma aufzufangen, wenn sie verhindern wollten, dass eine Frau schwanger wurde.

Schon etwa 4000 vor Christus banden sich die alten Ägypter einen Leinenbeutel um den Penis. Der war zwar noch spermadurchlässig, bot aber Schutz gegen Insekten und tropische Krankheiten. Bei den alten Römern kam ein Kondom aus Ziegenblase zum Einsatz. Die Chinesen verpackten ihren Penis in geöltes Seidenpapier, und die Japaner benutzten Kondome aus Schildpatt und Leder.

Diese frühen Kondome waren aber weder besonders bequem noch besonders zuverlässig. Darum suchten die Menschen immer weiter nach geeigneten Materialien: Es gab Kondome aus Fischblasen, aus dem Blinddarm von Lämmern, Kälbern oder jungen Ziegen. Auch Seidenkondome, die mit einem hübschen Bändchen um den Penis gewickelt wurden, waren eine Zeit lang in Mode.

Eine wirkliche Verbesserung brachte erst die Erfindung des Gummis durch Charles Goodyear im Jahr 1839. Das Material ließ sich so bearbeiten, dass es sehr elastisch wurde. Die allerersten Gummikondome hatten noch eine spürbare Naht und waren fast so dick wie ein Fahrradschlauch. Mit den Jahren verbesserte sich die Qualität. Heute werden Kondome aus Latex hergestellt. Sie sind extrem dünn und können auf das Tausendfache ihrer Größe gedehnt werden: Manche Kondome können bis zu vier Liter Wasser aufnehmen, ohne zu platzen.

79 KONDOME GIBT ES IN ALLEN GRÖSSEN UND FORMEN

Gummi, Präser, Verhüterli, Lümmeltüte ... das Kondom hat viele (manchmal auch alberne) Namen. Heute sind die meisten aus Latex. Für Menschen mit Latexallergie gibt es auch welche aus Kunststoff oder Schafsdarm. Ein Kondom schützt vor ungewollter Schwangerschaft, aber auch vor sexuell übertragbaren Krankheiten – allerdings nur bei korrekter Anwendung.

Den meisten Jungen und Männern passt ein Kondom in Standardgröße. Es gibt aber auch kleinere und größere Größen.

Kondome gibt es auch in unterschiedlichen Ausführungen: Es gibt dünne und extradünne Kondome, welche mit Noppen oder Rillen auf der Außenseite und sogar welche, die im Dunkeln leuchten. Geschmackskondome können beim Oralsex angenehm sein. Wenn du ein Mädchen lecken willst, kannst du ein Kondom auch zerschneiden und auf die Vulva legen (oder ihr benutzt ein Lecktuch).

Wenn ihr Analsex haben wollt, solltet ihr zum Schutz vor sexuell übertragbaren Krankheiten auch ein Kondom benutzen. Am besten ein geeignetes Gleitgel draufgeben, damit das Kondom nicht reißt.

Vorsicht bei Spaßkondomen in Form von Figuren oder Tieren! Sie sind lustig zum Überziehen, schützen aber weder vor einer Schwangerschaft noch vor STIs.

Scheidenkondome (Femidome) gibt es nur in einer Größe. Dabei wird die Seite mit dem kleinen Ring tief in die Scheide eingeführt. Der große Ring bleibt außerhalb der Vagina und liegt auf den Schamlippen auf. Wie ein Peniskondom fängt das Scheidenkondom das Sperma auf.

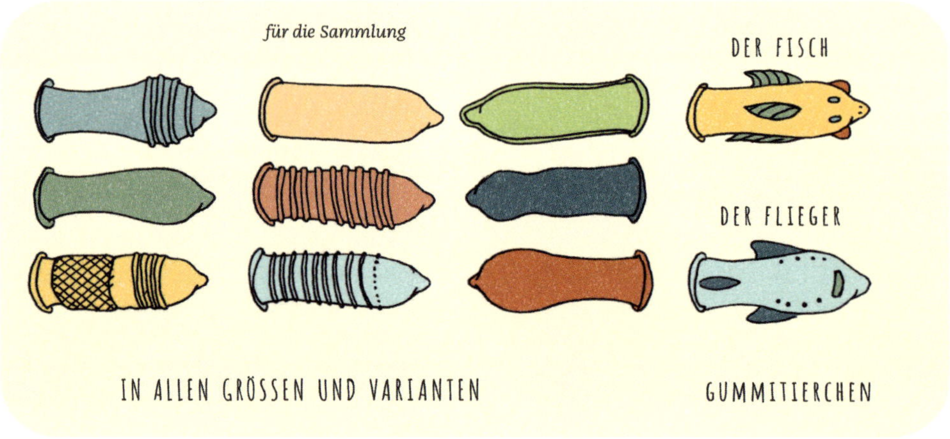

80 WIE MAN EIN KONDOM BENUTZT

- Kaufe Kondome nur von vertrauenswürdigen Marken. Du bekommst sie im Supermarkt, in der Apotheke, im Drogeriemarkt und manchmal auch am Automaten.
- Bewahre die Kondome an einem Ort auf, wo sie nicht kaputtgehen können. Wenn die Verpackung beschädigt ist, kannst du das Kondom nicht mehr benutzen.
- Achte auf das Verfallsdatum auf der Packung! Verwende Kondome nach diesem Datum nicht mehr.

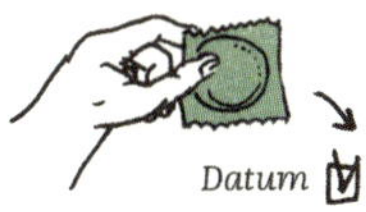

- Reiß die Verpackung vorsichtig auf. Nimm nicht deine Zähne und auch keine Schere. Vorsicht mit den Fingernägeln. Hat das Kondom einen Riss oder ein kleines Loch, ist es unbrauchbar.

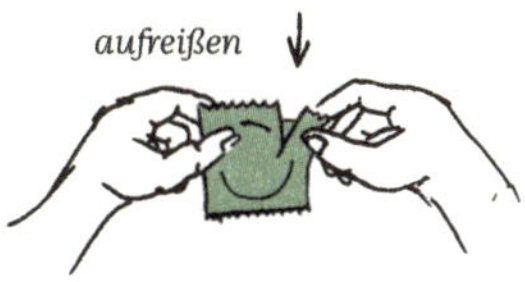

- Puste kurz in das Kondom hinein, um zu sehen, wo innen und wo außen ist.

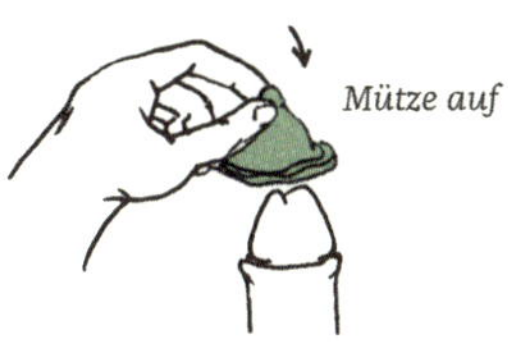

- Oben am Kondom befindet sich ein Zipfel. Das ist das Reservoir, in dem das Sperma aufgefangen wird. Halt es zwischen zwei Fingern fest, während du das Kondom über den steifen Penis abrollst.

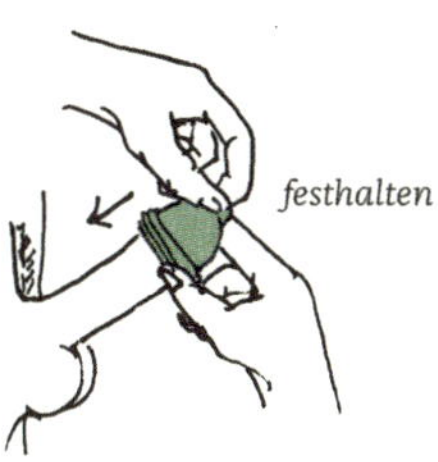

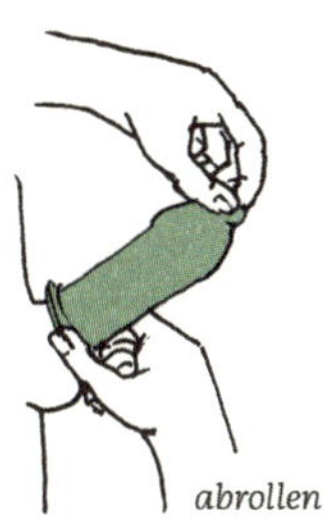

- Halte das Kondom an der Eichel an Ort und Stelle und rolle es mit der anderen Hand bis ganz nach unten ab.
- Benutze keine Sonnencreme, kein Öl oder andere fetthaltige Mittel als Gleitmittel. Sie beschädigen das Kondom. Im Geschäft findest du kondomgeeignete Gleitmittel.
- Zieh das Kondom über, bevor es zur Penetration kommt.
- Zieh deinen Penis sofort raus, wenn du gekommen bist, und halte das Kondom unten fest, damit es nicht abrutscht und kein Sperma herausfließen kann.

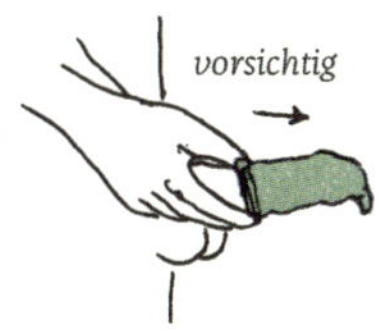

- Zieh das Kondom aus und verknote es, damit kein Sperma ausläuft. Wirf es in den Mülleimer. Im Klo würde es eine Verstopfung verursachen.
- Verwende ein Kondom immer nur einmal.
- Wenn ihr noch mal Sex haben wollt, benutzt dafür ein neues Kondom.

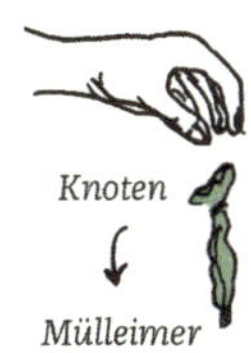

- Am besten probierst du vor dem ersten Sex einmal aus, ein Kondom überzuziehen. Beim ersten Mal sind viele nervös und etwas tollpatschig. Vielleicht klappt es nicht gleich beim ersten Versuch. Mit ein bisschen Übung geht es viel leichter.

81 DIE PILLE VERURSACHTE EINE SEXUELLE REVOLUTION

In den Fünfzigerjahren des letzten Jahrhunderts erfand der amerikanische Biologe Gregory Pincus eine Pille, die bestimmte Menstruationsprobleme bekämpfen sollte. Eine der Nebenwirkungen war, dass Frauen während der Pilleneinnahme nicht mehr fruchtbar waren. Der belgische Arzt Ferdinand Peeters verbesserte die Zusammensetzung der Pille, wodurch sie weltweit als Verhütungsmittel zum Einsatz kommen konnte.

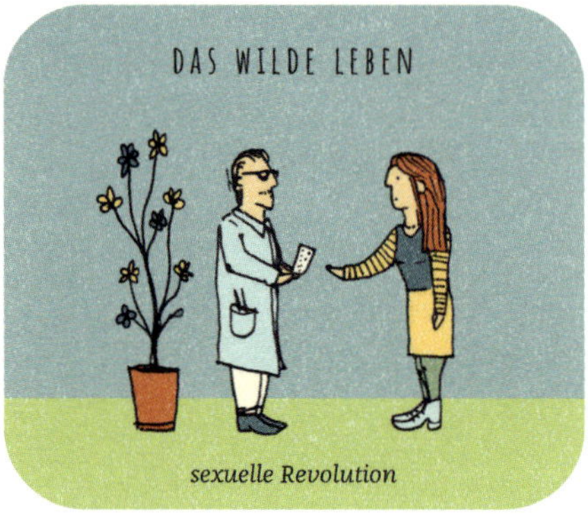

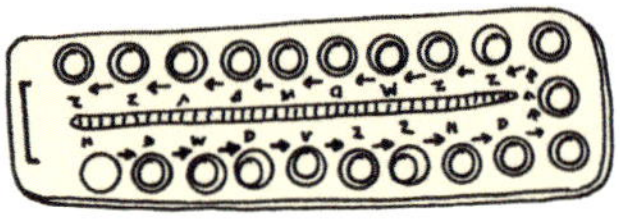

die Pille

Die Antibabypille enthält meist die weiblichen Hormone Östrogen und Gestagen. Sie unterdrückt den Eisprung und hemmt den Aufbau der Gebärmutterschleimhaut, sodass sich die Eizelle nicht einnisten kann. Außerdem wird der Schleim im Gebärmutterhals nicht verdünnt, wodurch die Spermien schwerer zur Eizelle durchdringen können. So schützt die Pille dreifach vor Schwangerschaft.

Oft ist zu hören, dass die Erfindung der Pille eine sexuelle Revolution ausgelöst hat. Frauen konnten auf einmal Sex haben, ohne das Risiko einer Schwangerschaft einzugehen - sie konnten also selbst bestimmen, wann sie ein Kind wollten.

Bei richtiger Anwendung ist die Pille ein sicheres Verhütungsmittel. Sie muss von einer Ärztin oder einem Arzt verschrieben werden und ist auf Rezept in der Apotheke erhältlich. Eine Packung enthält mehrere Pillenstreifen. Jeder Streifen reicht für einen Monat. Die allererste Pille nimmst du am ersten Tag deiner Monatsblutung ein. Danach nimmst du sie jeden Tag zur gleichen Zeit. Nach einundzwanzig oder zweiundzwanzig Tagen ist der Streifen leer. In der Woche danach blutest du, als ob du deine Tage hättest. Nach sieben Tagen fängst du mit einem neuen Streifen an. Es gibt auch Pillen, die ohne die siebentägige Pause eingenommen werden.

Wenn du die Einnahme vergisst, wenn du Erbrechen oder Durchfall hast oder bestimmte Medikamente nimmst (zum Beispiel manche Antibiotika), schützt die Pille nicht mehr vor einer Schwangerschaft. Sie bietet außerdem keinen Schutz gegen sexuell übertragbare Krankheiten. Besonders wenn du nicht in einer festen Beziehung bist, solltest du darum zusätzlich immer ein Kondom benutzen.

Bonus-Info:

Die Pille kann auch verschrieben werden, wenn ein Mädchen unter starken Regelschmerzen leidet.

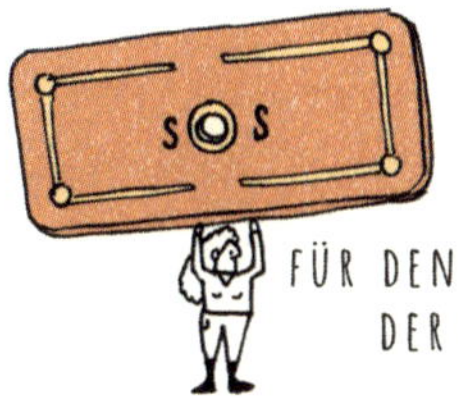

82 EINE NOTFALLPILLE NACH UNGESCHÜTZTEM SEX

Also mal angenommen ... du hattest Sex, aber etwas ist schiefgegangen. Vielleicht ist das Kondom geplatzt, oder du hast die Pille vergessen. Jetzt hast du Angst, du könntest schwanger werden.

Für diesen Fall gibt es eine Notfallverhütung – die sogenannte Pille danach. Früher musste sie innerhalb von einem Tag nach dem ungeschützten Sex eingenommen werden, heute kann sie noch innerhalb von drei oder fünf Tagen eingenommen werden. Je schneller du sie aber nach dem Sex einnimmst, desto geringer ist die Wahrscheinlichkeit einer Schwangerschaft. Die Pille danach unterdrückt nämlich den Eisprung (siehe auch Info 28). Sie ist ohne Rezept in der Apotheke erhältlich.

Die Pille danach ist kein Verhütungsmittel - wenn der Eisprung schon stattgefunden hat und die Eizelle befruchtet ist, kann die Pille danach auch nichts mehr ausrichten. Lässt deine Regel nach der Einnahme der Pille danach mehr als sieben Tage auf sich warten, solltest du einen Schwangerschaftstest machen.

– 5 –

FORTPFLANZUNG

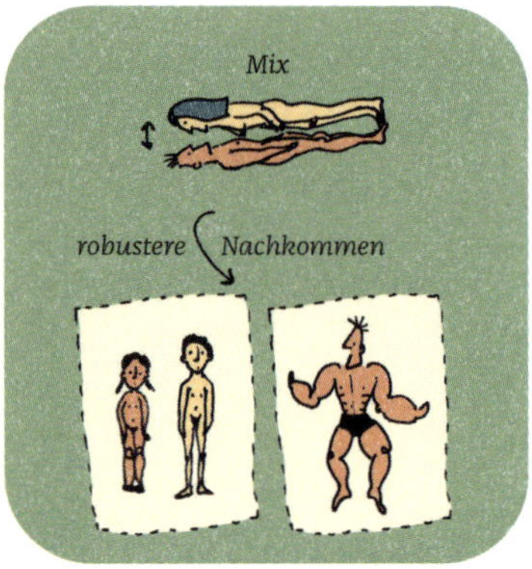

83 SEX IST SCHLAUER ALS KLONEN

Vor über einer Milliarde Jahren befanden einige Bakterien, dass sexuelle Fortpflanzung besser ist, als sich einfach nur zu teilen, um sich zu vermehren. Durch die **Teilung** – oder auch **Klonen** – wird nämlich immer nur dasselbe wiederholt. Sexuelle Fortpflanzung dagegen bedeutet, dass Erbmaterial kombiniert und ausgetauscht wird.

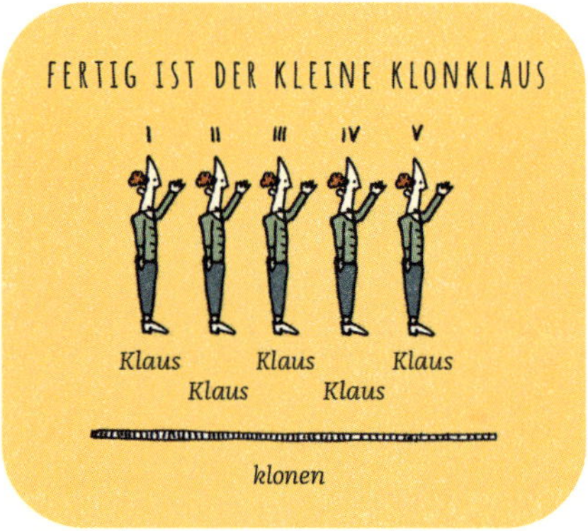

Klonen ist die einfachste Art der Fortpflanzung. Man muss sich nicht mit der Partnersuche aufhalten, und es kostet viel weniger Energie als der Geschlechtsakt. Einfach verdoppeln, und fertig ist der kleine Klon. Schon hat man einen Haufen exakter Kopien.

Solange sich die Umwelt nicht verändert, gibt es dabei kein Problem. Aber sobald zum Beispiel ein bösartiges Virus ins Spiel kommt, läuft es schief. Bist du nicht dagegen gewappnet, stirbst du – und mit dir all deine Kopien.

Bei der sexuellen Fortpflanzung dagegen wird das Erbmaterial von zwei Lebewesen zusammengeführt. Die **Kombination** sorgt für mehr Vielfalt und für robustere Nachkommen. So kann ein Virus vielleicht einen Teil der Nachkommen ausrotten, aber nicht alle auf einmal.

In der Wissenschaft spricht man deswegen auch vom »Paradoxon der sexuellen Fortpflanzung«: Kurzfristig gedacht ist Sex zeit- und energieaufwendiger, sichert dafür aber langfristig das Fortbestehen einer Art. Und davon abgesehen macht Fortpflanzung durch Sex natürlich auch viel mehr Spaß, als sich selbst zu klonen …

84 ES DAUERTE EINE WEILE, BIS WIR WUSSTEN, WIE FORTPFLANZUNG GEHT

Du weißt wahrscheinlich ungefähr, wie Fortpflanzung funktioniert. Schon unsere Vorfahren hatten raus, dass es was mit Sex zu tun haben musste, aber es dauerte sehr lange, bis sie genau verstanden, wie die Befruchtung vonstattenging.

Im fünften Jahrhundert vor Christus war der griechische Arzt Hippokrates überzeugt, dass neues Leben aus der Mischung von zwei Arten von »Samen« entstand: Sperma und Menstruationsblut. Hundert Jahre später behauptete Aristoteles, dass der Mann bei der Befruchtung die zentrale Rolle spiele. Die Frau betrachtete er als eine Art Blumenerde, in der der Samen des Mannes keimen konnte.

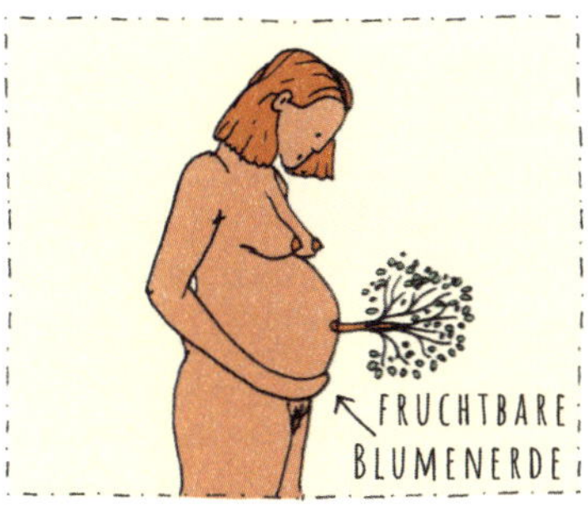

nach Aristoteles

Aristoteles' Theorie konnte sich lange halten. Noch im 16. Jahrhundert dachte der Alchimist Paracelsus, dass aus Sperma, wenn man es vier Wochen in einem gut verschlossenen Topf an einem warmen Platz verfaulen ließ, ein Homunkulus, ein winzig kleiner Mensch, entstehen würde. Wenn es gelänge, diesen vierzig Wochen lang mit menschlichem Blut zu füttern, käme ein lebendes Kind heraus, das zwar etwas kleiner als ein echtes Baby, aber vollständig entwickelt wäre. Ob Paracelsus es selbst ausprobierte, ist nicht bekannt. Überliefert ist nur, dass andere Gelehrte ihm seine Behauptungen ohne Weiteres abkauften.

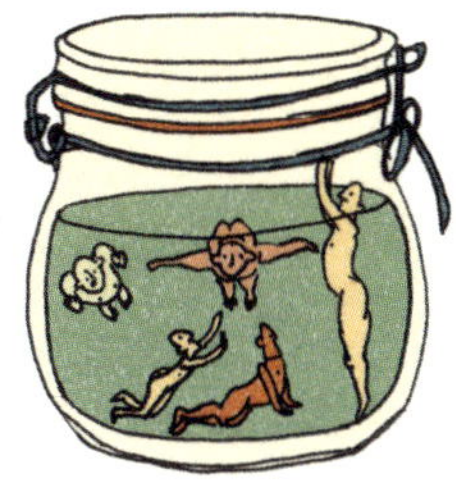

nach Paracelsus

Beim Thema Fortpflanzung irrte sich sogar Leonardo da Vinci. 1492 zeichnete er den Querschnitt von einem männlichen und einem weiblichen Körper beim Geschlechtsverkehr. In seiner Zeichnung verlaufen durch den Penis des Mannes zwei Gänge. Der eine führt Urin nach außen, der andere ist über das Rückenmark mit dem Gehirn verbunden. Da Vinci glaubte, dass das Sperma aus dem Gehirn stammte.
Bei der Frau zeichnete er eine Verbindung von der Gebärmutter zu den Brustwarzen. Für ihn war Muttermilch eigentlich Menstruationsblut, das sich irgendwann magisch in Milch verwandelte.

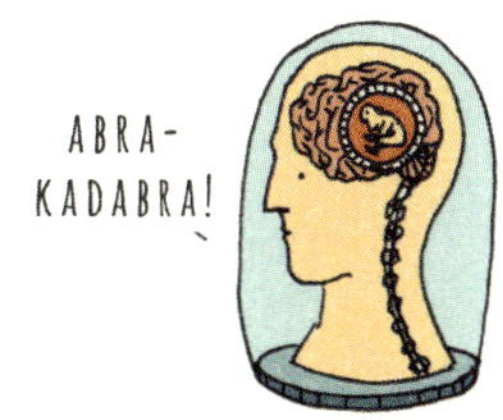

nach da Vinci

Warum die Menschen so lange nicht verstanden, wie genau die Befruchtung vonstattenging, erklären wir als Nächstes.

85 WINZIG KLEINE MENSCHEN, VERSTECKT IN EINER EI- ODER SAMENZELLE

Die Gelehrten kannten das ungefähre Gewicht der Erde und den Lauf der Planeten, hatten aber lange keine Ahnung davon, wie Kinder gezeugt werden. Das lag vor allem daran, dass sie so wenig über Anatomie – also über den Aufbau des menschlichen Körpers – wussten. Die Menschen von damals waren sehr gläubig. Einen Leichnam aufzuschneiden, um ihn zu untersuchen, galt als Frevel, als Sünde. In der Bibel stand, dass Gott am Anfang der Zeiten das Leben geschaffen hatte. Diese Aussage nahmen die Gelehrten früher wörtlich: Folglich war jeder Mensch, der je auf der Erde gelebt hatte, und jeder, der noch kommen würde, von Beginn an von Gott erschaffen.

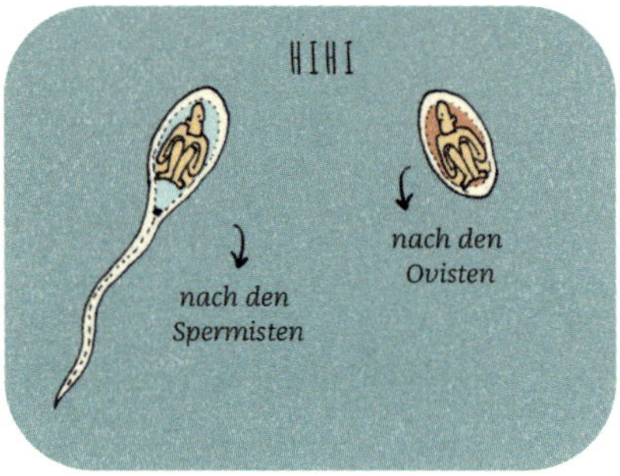

Die **Spermisten** glaubten, dass sich in den Spermien des Mannes Homunkuli oder **Minimenschen** befanden. Diese Minimenschen enthielten wiederum andere Minimenschen in ihren Hoden und so weiter. Jeder Minimensch würde irgendwann auf der Erde seine Chance bekommen. 1694 fertigte der niederländische Gelehrte Nicolaas Hartsoeker eine beeindruckende Zeichnung von einer Samenzelle an, die einen Minimenschen enthielt. Der Minimensch hatte die Arme fest um die Knie geschlungen und sah aus, als warte er auf den Moment seiner Befreiung. Man versteht sofort, warum es Jungen damals verboten war zu masturbieren. Schließlich gingen bei jedem Samenerguss scheinbar Tausende kleine Menschen verloren.

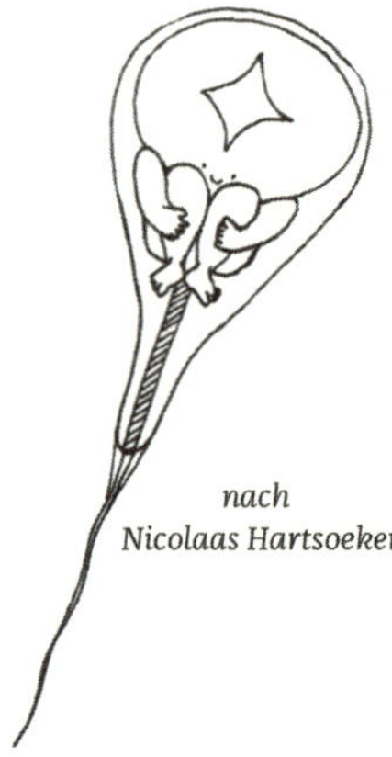

nach Nicolaas Hartsoeker

Die **Ovisten** dachten im Grunde ähnlich, aber setzten bei der Frau an. Der britische Arzt William Harvey äußerte als Erster die Überzeugung, dass alle Lebewesen aus einem Ei stammten.

Sogar als der Niederländer Nicolaas van Leeuwenhoek im Jahr 1667 sein Sperma unter einem selbst gebauten **Mikroskop** untersuchte, begriff er noch nicht, was Sache war. Er sah zwar allerlei Bewegung darin, war aber überzeugt, dass es sich um Parasiten handelte. Denn warum sollte Gott Millionen von Samenzellen ins Sperma geben, wenn doch eine mehr als genug war? Es sollte noch über zweihundert Jahre dauern, bis Wissenschaftler verstanden, was bei der Befruchtung wirklich passiert.

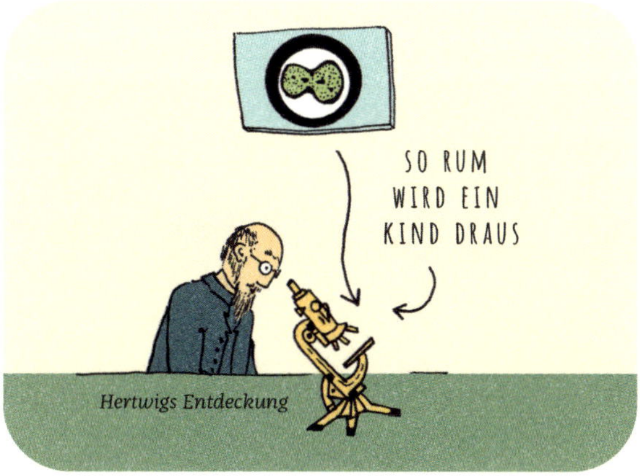

Hertwigs Entdeckung

86 DAS GEHEIMNIS DER BEFRUCHTUNG WURDE MITHILFE VON SEEIGELN ENTSCHLÜSSELT

1875 saß der deutsche Wissenschaftler **Oskar Hertwig** hinter seinem Mikroskop. Auf dem Plättchen vor ihm lag die durchsichtige Eizelle eines Seeigels. Oskar ließ ein winziges Tröpfchen **Seeigelsperma** neben die **Eizelle** fallen und beobachtete, was dann geschah.

Vor den Augen des Forschers vollzog sich ein kleines Wunder: Eine Samenzelle stieß gegen die Außenseite der Eizelle und drang ein. Direkt danach bildete sich eine undurchdringliche Membran (Haut) um die Eizelle, die verhinderte, dass weitere Spermien hineingelangen konnten. Nach einigen Minuten verschmolzen die Zellkerne von Spermium und Eizelle zu einer einzigen Zelle.

Zwar war der Wissenschaft inzwischen bekannt, dass Samenzelle und Eizelle mit der Befruchtung zusammenhingen, aber niemand hatte wirklich eine Ahnung davon, wie es genau abläuft. Es war nicht klar, wie die beiden zusammenfanden, um einen Embryo zu erzeugen. Als Oskar Hertwig die Verschmelzung nun mit eigenen Augen beobachten konnte, war es plötzlich klar wie Kloßbrühe.

Oskar Hertwig war ein brillanter Forscher. Er beschrieb nicht nur als Erster den Ablauf der Befruchtung, sondern entdeckte auch die Basis des Erbmaterials – also der DNA. Es sollte noch fünfzig Jahre dauern, bis wir herausfanden, was es damit genau auf sich hatte, aber da war Oskar Hertwig leider schon nicht mehr am Leben.

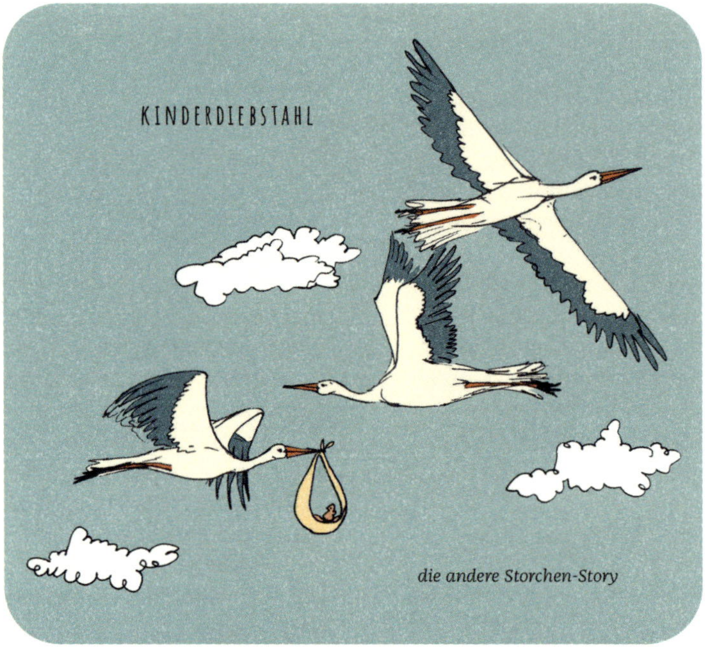

87 UND WAS IST EIGENTLICH MIT DEM STORCH?

Manchmal erzählen Eltern ihren kleinen Kindern, dass der Storch das neue Baby gebracht hat. Woher kommt diese Geschichte eigentlich?

Störche bauen große, oft von weitem sichtbare Nester. Daher wissen wir, dass sie liebevolle Eltern sind, die gut für ihren Nachwuchs sorgen. Da passt es also ganz gut, dass wir ausgerechnet den Storch als Babyboten ausgewählt haben.

Die Geschichte beginnt bei den alten Griechen. Aus Eifersucht verwandelte die Göttin Hera die wunderschöne Königin Gerana in einen Storch. Gerana war untröstlich, dass sie jetzt nicht mehr für ihr Kind sorgen konnte, und versuchte immer wieder, es aus seiner Wiege zu entführen. In der Erzählung war also der Storch kein Kinderbote, sondern versuchte im Gegenteil, sich ein Kind zu holen. Diese Geschichte beruht aber vermutlich auf einer Verwechslung: Im ursprünglichen Mythos wurde Gerana nämlich in einen Kranich verwandelt und nicht in einen Storch.

Im Mittelalter erlangte die Geschichte vom Storch im Norden Europas große Beliebtheit. Viele junge Menschen heirateten gegen Ende des Sommers – genau der Zeitpunkt, an dem sich die Störche aufmachen, um in den Süden zu ziehen. Neun Monate später kehrten sie wieder zurück, und bei den frisch verheirateten Paaren kamen die ersten Kinder zur Welt. Die Verbindung zwischen Störchen und Babys lag auf der Hand.

Im viktorianischen Zeitalter in England eignete sich die Geschichte bestens, um Kindern zu erklären, woher die Babys kamen. Es waren prüde und strenge Zeiten, in denen man nicht über Sex sprechen durfte. Heute ist das zum Glück anders, aber die Storchengeschichte blieb uns erhalten. Das Bild vom Storch mit einem Baby-Tragetuch im Schnabel ziert heute noch viele Glückwunschkarten zur Geburt. Manche zeigen auch einen Storch neben einem Haus, in dem gerade ein Baby geboren wurde.

88 EIN MÄDCHEN HAT ALLE EIZELLEN VON GEBURT AN

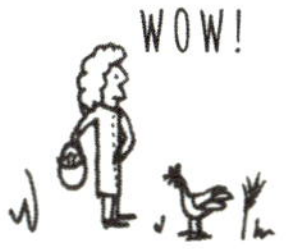

Ein Mädchen hat schon bei der Geburt siebenhunderttausend bis zwei Millionen Eizellen im Bauch, genauer gesagt in den Eierstöcken. Zu Beginn der Pubertät sind davon noch etwa vierhunderttausend übrig. Der Rest ist bis dahin abgestorben.

Ab der Pubertät reifen durchschnittlich alle achtundzwanzig Tage etwa fünfundzwanzig Eizellen in den Eierstöcken heran. Ungefähr eine Woche vor dem Eisprung bekommen die Eierstöcke das Signal, dass eine Eizelle benötigt wird. Meist wird nur eine einzige der fünfundzwanzig Eizellen ganz reif, manchmal auch zwei oder mehr.

Die reife Eizelle befindet sich in einem kleinen Bläschen, dem sogenannten Follikel. Der Follikel platzt, die Eizelle wird aus dem Eierstock abgegeben und vom Eileiter aufgefangen. Über den Eileiter wandert die Eizelle in Richtung Gebärmutter. Die Befruchtung der Eizelle findet im Eileiter statt, aber nur, wenn ein Spermium in der Nähe ist. Meistens passiert das nicht – weil die Frau keinen Sex mit einem Mann hatte, weil sie verhütet hat oder weil die Befruchtung missglückt ist.

Die reife Eizelle hat eine Lebensdauer von maximal vierundzwanzig Stunden. Nur wenn sie in diesem Zeitraum mit einem Spermium in Kontakt kommt, kann sie befruchtet werden. Die Fruchtbarkeit dauert also eigentlich nur knapp einen Tag an. Die meisten Mädchen und Frauen wissen nicht genau, wann ihr Eisprung stattfindet. Manchmal ist das am elften Zyklustag, es kann aber genauso gut an Tag fünfzehn oder sechzehn passieren. Spermien können im Mittel zwischen vierundzwanzig und achtundvierzig Stunden in der Gebärmutter überleben, ganz selten auch bis zu fünf Tagen. Wenn also zufällig noch ein Spermium unterwegs ist, kann es auch nach Tagen noch die reife Eizelle befruchten. Darum ist die Kalendermethode (siehe Info 77) auch keine sichere Verhütungsmethode.

Im Alter zwischen fünfzig und sechzig Jahren sind die Eizellen einer Frau aufgebraucht, sodass sie keine Kinder mehr bekommen kann. Das hat die Natur schlau eingerichtet: Ein Kind im Bauch heranwachsen zu lassen kostet viel Energie, was ein älterer Körper nicht mehr so leicht wegstecken kann.

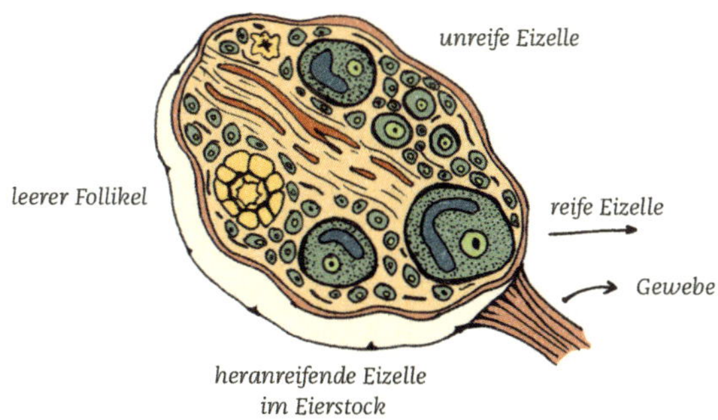

89 TREFFEN SICH EIN SPERMIUM UND EINE EIZELLE …

Stell dir jetzt ein Spermium und eine Eizelle vor. Das Spermium wurde im Hoden eines Mannes produziert und ist in den Nebenhoden weiter gereift. Die Eizelle ist im Eierstock einer Frau herangereift und befindet sich nach dem Eisprung auf ihrer Reise durch den Eileiter.

Wenn dieser Mann und diese Frau nun – ungeschützten – Sex haben, kommt bei den Spermien alles in Bewegung. Millionen von ihnen drängen gleichzeitig Richtung Ausgang. Nach dem Samenerguss landen sie in der Vagina, wo viele von ihnen sofort absterben. Dort herrscht nämlich ein saures Klima, das die Zellwand der Spermien angreift.

Die überlebenden Spermien wandern weiter Richtung Gebärmutter. An den unfruchtbaren Tagen ist der Gebärmuttermund durch einen Schleimpfropf verschlossen, den die Spermien nicht durchdringen können. Wenn sich aber eine reife Eizelle im Eileiter befindet, verflüssigt sich der Schleimpfropf, und die Spermien haben freie Bahn. Über den Gebärmutterhals gelangen sie weiter in die Gebärmutter, die inzwischen bereit ist, eine befruchtete Eizelle aufzunehmen. Die Muskeln in der Gebärmutter ziehen sich zusammen und erleichtern den Spermien so die Reise.

Währenddessen sendet die reife Eizelle chemische Lockstoffe aus, die den Spermien die Richtung weisen. Trotzdem kommt es vor, dass manche den falschen Eileiter ansteuern, in dem sich keine reife Eizelle befindet.

Der Durchgang zum Eileiter ist sehr eng, und nur Spermien, die noch genug Energie haben, schaffen es durch. Verformte Samenzellen haben gar keine Chance. Zum Glück befinden sich in den Eileitern feine Härchen, die wie ein Fließband funktionieren, wodurch die Spermien sich jetzt weniger anstrengen müssen, um voranzukommen. Von den Millionen Spermien, die sich auf den Weg gemacht hatten, sind nur noch ein paar Hundert übrig.

Im Eileiter treffen die Spermien auf die reife Eizelle. Meistens schafft es nur ein einziges Spermium, die Zellhülle zu durchdringen. Danach geht die Tür zu. Andere Spermien kommen nicht mehr durch. Die gesamte Reise des Spermiums zur Eizelle dauert etwa 15 Minuten.

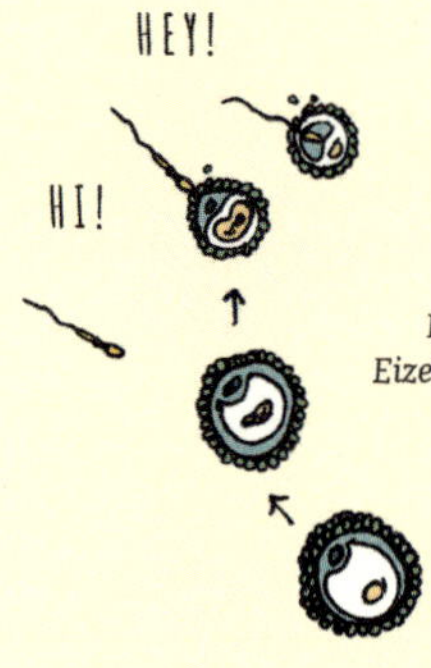

Begegnung von Eizelle und Spermium im Eileiter

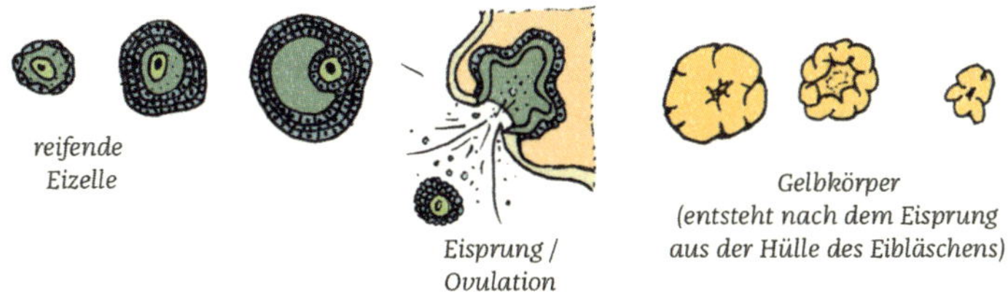

EIERSTOCKZYKLUS

90 DIE FRUCHTBAREN TAGE LASSEN SICH NICHT GENAU VORHERSAGEN

Von der ersten Regel an haben Mädchen einen bestimmten **Zyklus**, das ist der Zeitraum zwischen zwei Regelblutungen. Ein Zyklus dauert im Durchschnitt 28 bis 32 Tage. Pro Zyklus kannst du während sechs Tagen schwanger werden, aber diese Tage lassen sich nur schwer voraussagen.

Nach jeder Menstruation reift im Eierstock eine neue Eizelle heran. Wie lange das dauert, lässt sich fast gar nicht berechnen – meistens zwischen 11 und 16 Tagen. Ist die Eizelle reif, kommt es zum **Eisprung** (Fachausdruck: **Ovulation**). Die Eizelle gelangt in den Eileiter und wandert weiter Richtung Gebärmutter. Trifft sie innerhalb von etwa 24 Stunden nach dem Eisprung auf ein Spermium, kann sie befruchtet werden (siehe Info 88).

Allerdings kann so ein Spermium manchmal bis zu fünf Tage im Körper der Frau überleben. Wenn du in den Tagen vor dem Eisprung Sex hast, kann es also passieren, dass ein paar Tage später noch Spermien übrig sind, die die Eizelle befruchten können.

Die zweite Zyklushälfte dauert 14 Tage. Wird die Eizelle nicht befruchtet, bekommst du danach deine Regel.

Es kann immer zu einer Schwangerschaft kommen, auch beim allerersten Sex. Wenn du das nicht möchtest, solltest du unbedingt verhüten.

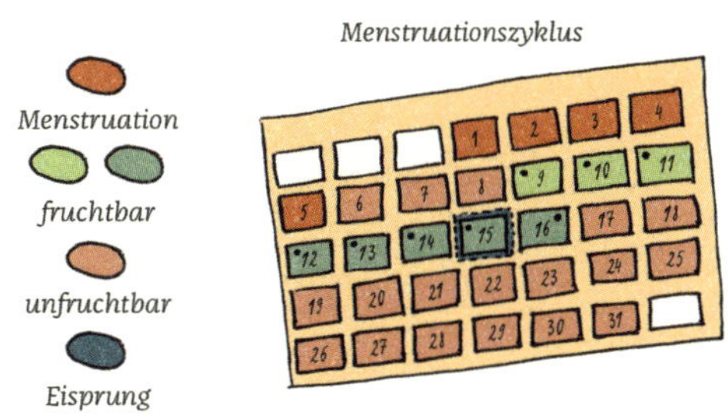

91 SCHWANGER WERDEN OHNE SEX?

Ja, das geht. Es kann sein, dass du als Frau zwar ein Kind willst, aber keinen Partner hast, dass du mit einer anderen Frau zusammen ein Kind möchtest oder dass du und dein Partner von allein nur schwer oder gar nicht schwanger werden könnt.

In so einem Fall kann frau sich für eine **In-vitro-Fertilisation (IVF)**, also eine künstliche Befruchtung, entscheiden. Dabei werden eine Eizelle und ein Spermium im Reagenzglas zusammengebracht. Die nun befruchtete Eizelle wird später in die Gebärmutter eingesetzt. Das Baby wächst dann wie alle anderen Babys im Bauch der Mutter heran. Das erste Baby, das so gezeugt wurde, ist Louise Brown. Sie wurde 1978 in England geboren.

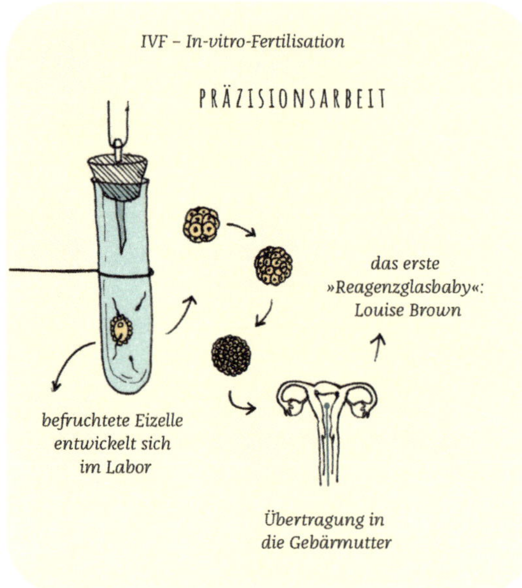

Aber kann ich auch ohne IVF und ohne Geschlechtsverkehr schwanger werden?

Ja, kannst du. Wenn ein Spermium in die Nähe einer reifen Eizelle gelangt, kann es zur Befruchtung kommen. Das kann zum Beispiel auch passieren, wenn ein Junge Sperma – oder auch nur Lusttropfen – an den Fingern hat und damit die Vulva oder Vagina eines Mädchens berührt. Das ist dann ein Fall von ungeschütztem Sex. Die Wahrscheinlichkeit, auf diese Art schwanger zu werden, ist zwar gering, aber sie ist da. Es ist also wichtig, dass ihr vorsorgt und euch gut schützt, zum Beispiel mit der Pille und einem Kondom.

Um herauszufinden, ob du schwanger bist, kannst du einen Test machen. Dabei pinkelst du auf ein Stäbchen aus der Apotheke oder dem Drogeriemarkt, von dem du das Ergebnis nach wenigen Minuten ablesen kannst.

92 JEDER MENSCH BEGINNT MIT EINER ZELLE

Schau dir deinen Körper gut an. Er ist vollständig aus Zellen aufgebaut. Jede dieser Zellen enthält Material, das du zur Hälfte von deiner Mutter und zur anderen Hälfte von deinem Vater geerbt hast. Jede **menschliche Zelle** enthält sechsundvierzig **Chromosomen**. Darauf befinden sich deine Gene. Sie bestimmen dein Aussehen und die Funktionstüchtigkeit deines Körpers. Hast du blaue oder braune Augen? Dunkles oder blondes Haar? Locken oder keine? Lange Finger oder kurze? Dicke oder dünne Waden? Bist du anfällig für bestimmte Krankheiten oder nicht?

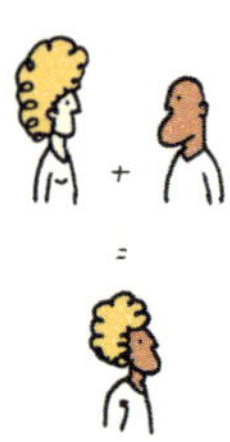

Zwei Zellen sind ganz besonders: die Eizelle und die Samenzelle, also das Spermium. Das sind die Geschlechtszellen. Sie haben jeweils nur dreiundzwanzig Chromosomen – also nur halb so viele wie andere Zellen. Bei der Befruchtung verschmelzen Ei- und Samenzelle zu einer einzigen Zelle (die

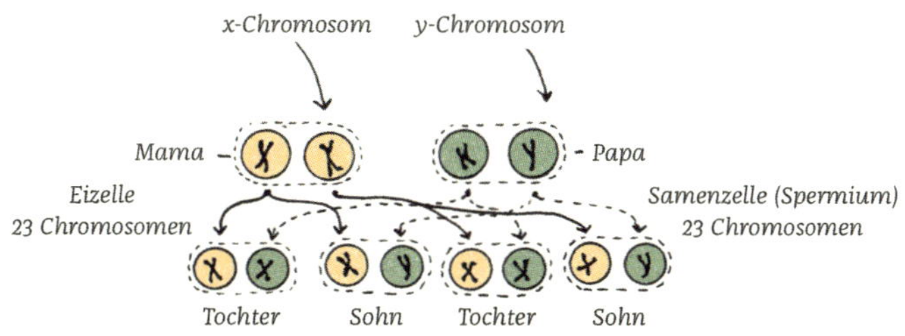

dann wieder sechsundvierzig Chromosomen hat). Die befruchtete Eizelle (Zygote) wandert weiter Richtung Gebärmutter (Uterus). Währenddessen teilt sie sich. Zwischen dem sechsten und zwölften Tag nach der Befruchtung gelangt der kleine Zellhaufen in die Gebärmutter und nistet sich in der Schleimhaut ein. Von diesem Moment an spricht man von einem Embryo. Nach einiger Zeit ähnelt er einem kleinen Würmchen. In seinem Inneren wachsen bereits wichtige Organe wie die Leber und das Herz heran. Langsam, aber sicher sieht er von außen immer mehr aus wie ein winziger Mensch. Noch ist der Kopf im Verhältnis zum Rest des Körpers übergroß.

Etwa ab der neunten Woche hat sich der Embryo zum Fötus entwickelt. Er bekommt Muskeln und Gelenke, wodurch er sich auch bewegen kann. Um die zwölfte Woche ist er etwa pflaumengroß (etwa 5 Zentimeter) und wiegt so viel wie ein Lolli (bis zu 15 Gramm).

Gegen Ende des vierten Monats ist der Fötus vollständig mit einer dicken, schmierigen weißen Schicht und einem feinen Haarflaum bedeckt. Diese Schicht schützt die Haut des Babys vor dem Fruchtwasser, in dem es schwimmt. Hast du selbst schon mal lange in der Badewanne gesessen? Dann kannst du dir denken, wofür die Schutzschicht nötig ist …

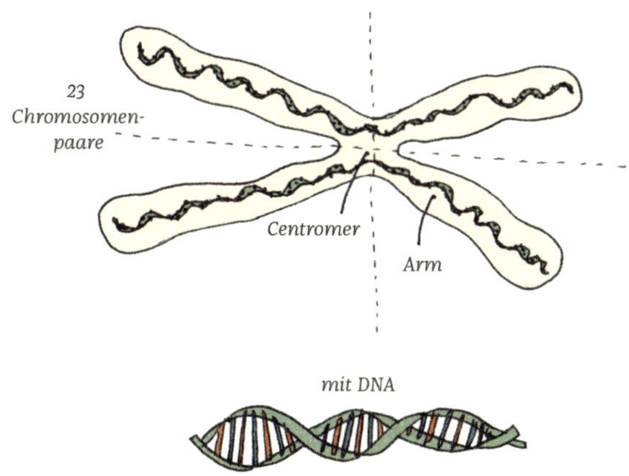

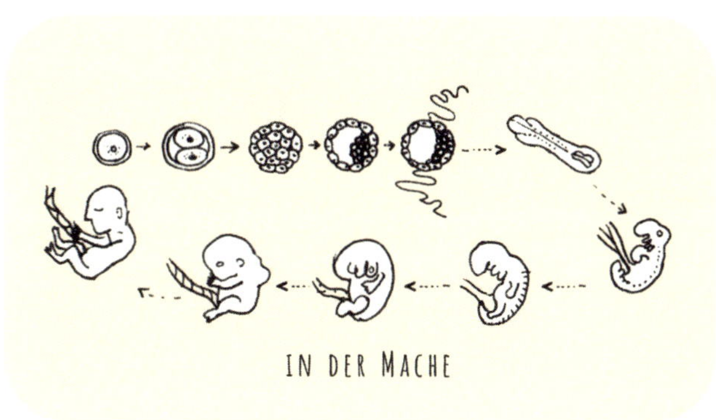

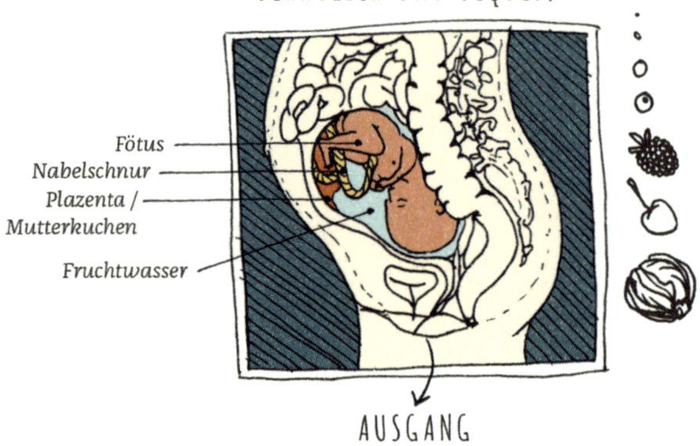

93 VON DER BIRNE ZUR WASSERMELONE IN NEUN MONATEN

Zwischen der Harnblase und dem Mastdarm (Rektum) befindet sich die **Gebärmutter** (der **Uterus**). Bei einem zehnjährigen Mädchen ist sie kaum größer als eine dicke Erdbeere. Bei einer erwachsenen Frau ist sie etwa birnenförmig und zwischen sieben und zehn Zentimetern lang. Die Außenseite ist glatt. Darunter befindet sich eine kräftige Muskelschicht und auf der Innenseite eine **Schleimhaut**, das **Endometrium**. Oberhalb der Gebärmutter sitzen die Eileiter, die zu den Eierstöcken führen. Es handelt sich um dünne Röhren, durch die die reife Eizelle zur Gebärmutter gelangt. Unten ist die Gebärmutter mit der Scheide verbunden.

Während im Eileiter eine Eizelle heranreift, wird die Schleimhaut in der Gebärmutter dicker und stärker durchblutet. Diese Vorbereitungen sind notwendig, damit die Gebärmutter eine befruchtete Eizelle empfangen kann. Die befruchtete Eizelle nistet sich in der aufgebauten Schleimhaut ein und wächst zu einem Embryo heran.

Zum Glück ist die Gebärmutter sehr elastisch, sodass das wachsende Baby immer genug Platz hat. In neun Monaten dehnt sie sich von der Größe einer Birne zu der einer Wassermelone.

Die Gebärmutter bietet die perfekte Ausstattung für das heranwachsende Baby. Über die Nabelschnur ist es mit dem Mutterkuchen (der Plazenta) verbunden und wird mit Nahrung und Sauerstoff versorgt (mehr in Info 94). Das Kind schwimmt gut geschützt im Fruchtwasser. Das Wasser schützt es vor dem Lärm der Außenwelt und dient als Stoßdämpfer bei Erschütterungen.

Wenn das Baby nach etwa vierzig Wochen weit genug entwickelt ist, um geboren zu werden, zieht sich die Gebärmuttermuskulatur stark zusammen und schiebt das Baby Richtung Ausgang.

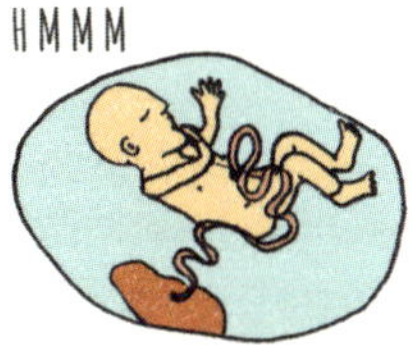

94 DER NABEL IST EINE KLEINE NARBE

Auch im Bauch der Mutter braucht das Baby schon Nahrung, um groß und stark zu werden. Natürlich hat die Mutter keine Klappe im Bauch, durch die sie dem Baby einfach ein paar leckere Happen zuschieben kann. Im Bauch bekommt das Baby seine Nahrung über die Plazenta, auch Mutterkuchen genannt. Die entsteht gleichzeitig mit dem Embryo und wächst mit ihm mit. Nach rund drei Monaten ist der Mutterkuchen ausgewachsen. Dann ist er etwa 20 Zentimeter lang, 3 bis 4 Zentimeter dick und sieht ein bisschen aus wie ein großes Steak.

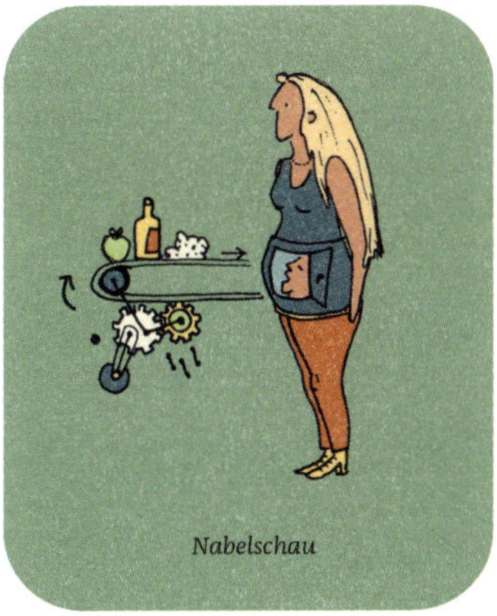

Nabelschau

Aber das Baby beißt sich keine Stücke aus dem Mutterkuchen. Seine Nahrung befindet sich im Blut, das vom Mutterkuchen über die Nabelschnur an Herz und Leber des Fötus geleitet wird. Die Nabelschnur misst normalerweise einen halben Meter, kann aber auch bis zu einem Meter lang werden. Dank der Länge kann sich das Baby im Fruchtwasser bewegen. Es spielt auch mit der Nabelschnur und kneift manchmal hinein.

Nach der Geburt wird die Nabelschnur durchtrennt. Schau mal auf deinen Bauch. Dort siehst du deinen Bauchnabel, der eigentlich eine kleine Narbe ist – an dieser Stelle warst du mal mit dem Mutterkuchen verbunden. Alle Säugetiere haben einen Bauchnabel – außer Ameisenigel und Schnabeltiere, aber die schlüpfen auch aus Eiern.

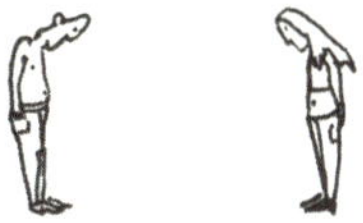

abgenabelt

Beim Känguru und anderen Beuteltieren werden die Jungtiere im Beutel über einen Dottersack mit Nahrung versorgt, auch die haben also keinen Bauchnabel.

95 BABYS KÖNNEN IM BAUCH SCHMECKEN

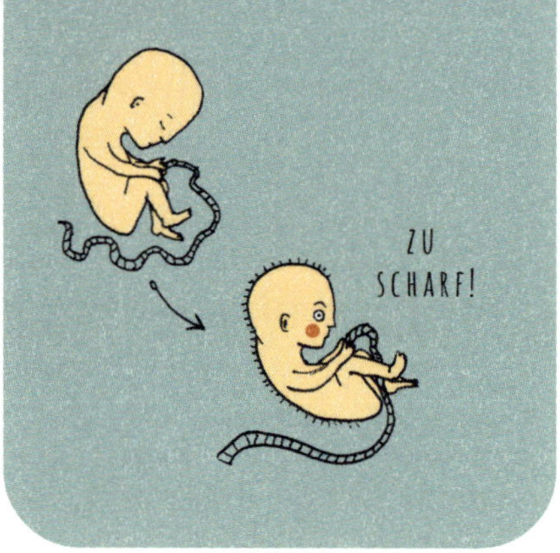

Baby schmeckt mit.

Im Körper der Mutter schwimmt der Fötus im Fruchtwasser. Über die Nabelschnur bekommt er Nahrung aus der Plazenta. Gelegentlich schluckt er auch etwas Fruchtwasser. Das ist nicht schlimm, denn auch das Fruchtwasser enthält wertvolle Nährstoffe für das Baby. Und weil der Fötus ins Fruchtwasser pinkelt, schluckt er auch seinen eigenen Urin. Das ist okay, du hast es auch getan.

Um die siebte Woche bilden sich auf der Zunge des Embryos erste Geschmacksknospen, und ab der fünfzehnten Woche kann der Fötus den Geschmack des Fruchtwassers wahrnehmen. Wenn Mama Rosenkohl gegessen hat, wird er es merken.

In einer Studie bekamen Schwangere regelmäßig Suppe mit Anisgeschmack zu essen. Nachdem die Babys geboren waren, untersuchte das Forschungsteam, wie sie auf Anisgeruch reagierten. Und tadaa! Der Geruch von Anis hatte eine beruhigende Wirkung auf die Säuglinge. Frag doch mal deine Mutter, was sie in der Schwangerschaft gerne gegessen hat - ist das heute vielleicht dein Lieblingsessen? Oder empfindest du den Geruch als beruhigend?

Wusstest du, dass Babys auch ganz viel hören, während sie gemütlich im Fruchtwasser hin und her planschen? Sie hören den Herzschlag der Mutter, ihr Magenknurren, die Stimme, aber auch andere Geräusche sowie Musik. Noch eine Frage für deine Mutter - frag sie doch mal, welche Musik sie gerne gehört hat, als du bei ihr im Bauch warst. Erkennst du sie wieder? Und hilft sie dir vielleicht, wenn du gestresst bist?

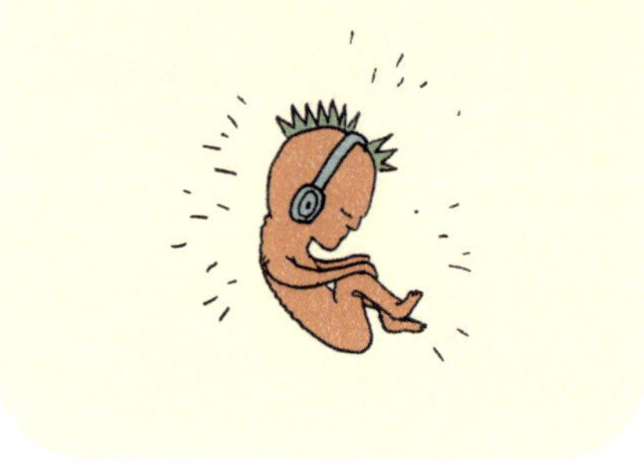
Baby hört mit.

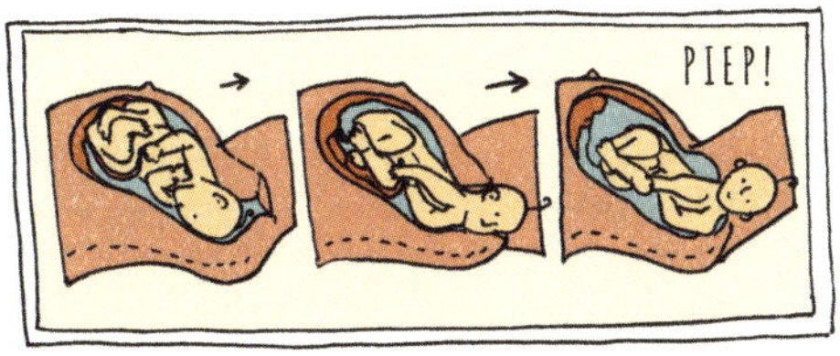

harte Arbeit mit großem Ergebnis

96 GEBOREN WERDEN IST HARTE ARBEIT

Nach etwa vierzig Wochen ist das Baby so weit entwickelt, dass es auf die Welt kommen kann. Dann ist es im Durchschnitt fünfzig Zentimeter groß und wiegt dreieinhalb Kilo – ein mittlerer Kürbis quasi. Die meisten Babys liegen zum Geburtstermin mit dem Kopf nach unten – das ist die beste Position, um rauszukommen.

Die Mutter weiß, dass es bald so weit ist, weil sie Wehen bekommt. Dabei ziehen sich die Muskeln der Gebärmutter extrem fest zusammen, um das Baby rauszudrücken. Das ist sehr schmerzhaft.

Weiter oben haben wir erklärt, dass die Vagina sehr dehnbar ist. Das ist auch gut so, denn um ein Baby durchzulassen, muss sie gut fünfzehn Zentimeter breit werden.

Der Schädel eines Babys besteht aus Platten, die sich ein wenig übereinanderschieben können. Dadurch wird der Kopf bei der Geburt ein bisschen zusammengedrückt, sodass er etwas leichter durchpasst.

Manchmal kann ein Baby nicht auf natürlichem Weg zur Welt gebracht werden. Dann muss es die Ärztin oder der Arzt mit einer Operation, dem sogenannten Kaiserschnitt, herausholen.

Direkt nach der Geburt sieht das Baby ziemlich zerknautscht aus. Das ist normal – die letzten Wochen war nicht mehr so viel Platz in der Gebärmutter, sodass es sich klein machen musste.

97 KAISER WURDEN NICHT PER KAISERSCHNITT GEBOREN

Vielleicht denkst du beim Wort Kaiserschnitt, dass früher alle Kaiser so geboren wurden. Das ist nicht der Fall – woher aber dann der Name? Der lateinische Ausdruck für den Kaiserschnitt lautet *sectio caesarea*. Mit dem berühmten römischen Kaiser hat das aber nichts zu tun. Cäsar kam auf natürliche Weise zur Welt, denn zu seiner Zeit wurden solche Operationen nur an Frauen durchgeführt, die schon verstorben waren – und Cäsars Mutter lebte noch. Wahrscheinlich kommt der Name vom lateinischen Wort für aufschneiden: *caedere*. Beim Kaiserschnitt wird ein Schnitt in den Unterleib der Schwangeren gesetzt, durch den das Baby herausgeholt werden kann.

Diese Methode existiert schon lange, aber früher überlebte die Mutter den Eingriff meist nicht. Die erste Frau, bei der es gelang, war die Gattin eines gewissen Jacob Nufer in der Schweiz, und zwar im Jahr 1500. Sie sollte ihr erstes Kind zur Welt bringen, aber es gab Probleme bei der Geburt. Kurzerhand griff Jacob selbst zum Messer und holte das Baby aus dem Bauch. Als »Schweineschneider«, der beruflich Tiere kastrierte, hatte er Erfahrung im Umgang mit Messern. Seine Frau überlebte und bekam noch sechs weitere Kinder.

Es muss allerdings furchtbar schmerzhaft für sie gewesen sein, denn damals gab es noch keine Betäubungsmittel. Die gab es erst ab 1847. In diesem Jahr entdeckte Dr. James Young Simpson die Wirkung von Chloroform. Damit betäubte er eine schwangere Frau, bevor er einen Kaiserschnitt durchführte. Die frisch geborene Tochter wurde dann auch passenderweise »Anasthesia« genannt, nach dem Fachausdruck für Betäubung: Anästhesie.

Kaiserkind

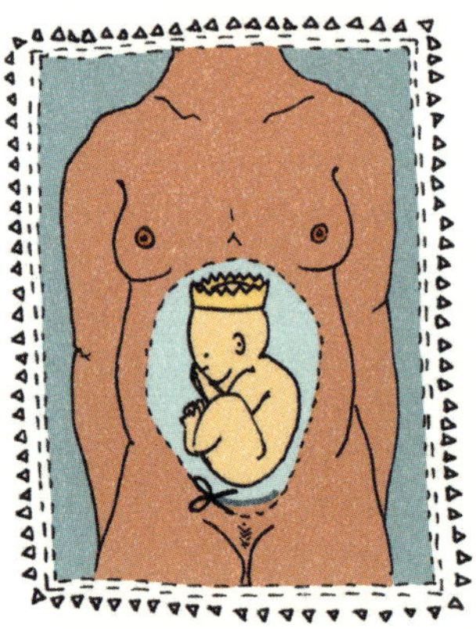

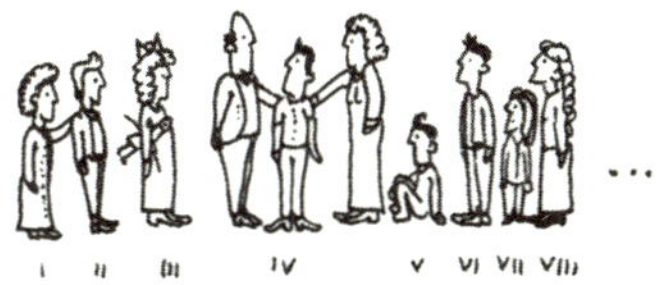

1 big family

98 IM 19. JAHRHUNDERT HÄTTEST DU WAHRSCHEINLICH MEHR BRÜDER UND SCHWESTERN GEHABT

Gegen Ende des 19. Jahrhunderts waren Familien in Deutschland im Allgemeinen viel größer: Im Schnitt hatte eine Familie 4,7 Kinder. Natürlich gab es auch Familien ohne Kinder oder mit nur einem Kind, aber meistens war ein größerer Esstisch nötig.

Heute bekommen Frauen immer weniger Kinder. Der weltweite Durchschnitt liegt bei 2,4 pro Familie. Wenn diese Zahl unter zwei sinkt, hört die Weltbevölkerung auf zu wachsen.

In Deutschland liegt die Geburtenrate heute im Schnitt bei 1,5, in manchen Ländern ist sie noch niedriger. In Südkorea ist sie mit nur einem Kind pro Familie am niedrigsten. Nur auf dem afrikanischen Kontinent kommen im Schnitt noch mehr als vier Kinder pro Familie zur Welt.

Aber warum bekommen so viele Frauen heute weniger Kinder als früher? Dafür gibt es mehrere Gründe. Erstens haben mehr Frauen Zugang zu sicheren Verhütungsmitteln, wodurch sie selbst bestimmen können, ob sie noch mehr Kinder haben wollen oder nicht. Außerdem können heute weltweit mehr Mädchen zur Schule gehen. Je besser sie ausgebildet sind, desto seltener entscheiden sie sich für eine große Familie. Eine bessere Ausbildung ermöglicht der Frau zum Beispiel auch, dass sie arbeiten gehen kann. Das lässt sich mit einer sehr großen Familie oft nur schwer vereinbaren.

Frauen sind heute auch etwas älter, wenn sie ihr erstes Kind bekommen. 1970 lag das mittlere Alter europäischer Frauen beim ersten Kind bei vierundzwanzig Jahren. Heute liegt es unter anderem in Griechenland, Australien, Südkorea, Japan, der Schweiz und in Luxemburg schon bei über dreißig Jahren. Auch in Deutschland sind Mütter bei der Geburt des ersten Kindes im Mittel 30,2 Jahre alt, in Österreich 29,9. Es gibt aber auch ein paar Länder, in denen Frauen ihr erstes Kind schon mit achtzehn Jahren oder sogar noch früher bekommen, zum Beispiel im Tschad.

99 NICHT ALLE ZWILLINGE FEIERN AM SELBEN TAG GEBURTSTAG

Vielleicht bist du selbst ein Zwilling oder sogar Drilling. Das ist etwas Besonderes.

Wenn ihr euch sehr ähnlich seht, seid ihr wahrscheinlich eineiige Zwillinge. Das passiert, wenn eine befruchtete Eizelle sich zweiteilt und sich jeder dieser Teile zu einem Baby entwickelt. Mehrlinge sind unterschiedliche Menschen, haben aber dasselbe Erbmaterial. Trotzdem sind eineiige Zwillinge nicht komplett identisch. Ihre Fingerabdrücke, Sommersprossen, Muttermale und der Bogen ihrer Augenbrauen sind einzigartig.

Es kann auch passieren, dass zufällig zwei (oder mehr) Eizellen gleichzeitig reif sind und beide von einem Spermium befruchtet werden. Dann nisten sich beide in der Gebärmutter ein. So entstehen dann zweieiige Zwillinge (oder dreieiige Drillinge ...). Sie unterscheiden sich genauso stark wie andere Geschwister, weil ihr Erbmaterial nicht dasselbe ist.

Auf der ganzen Welt gibt es ungefähr 50 Millionen Zwillingspaare. Drillinge, Vierlinge oder andere Mehrlinge kommen noch seltener vor. Die Wahrscheinlichkeit, als Sechsling auf die Welt zu kommen, beträgt eins zu 4,5 Milliarden! Ein Lottogewinn ist viel wahrscheinlicher.

Nicht alle Zwillinge feiern am selben Tag Geburtstag. Manchmal wird eines der Babys kurz vor Mitternacht geboren und das andere kurz danach. Und wenn das an Silvester passiert, haben sie noch nicht mal das Geburtsjahr gemeinsam. Bei manchen Zwillingen liegen sogar Monate zwischen den Geburtstagen: Das deutsche Mädchen Liana wurde

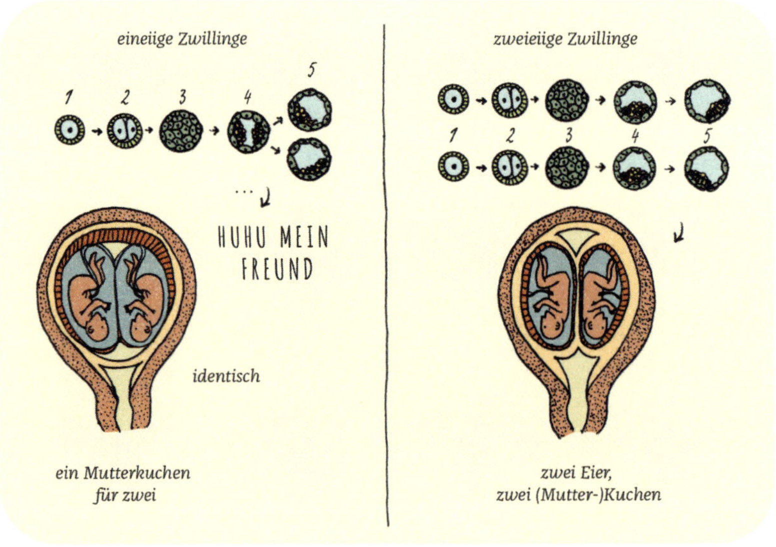

am 17. November 2018 geboren. Das war drei Monate zu früh, sie war also eine Frühgeburt. Ihre Zwillingsschwester Leonie kam erst am 22. Februar 2019 zur Welt. Leonie hat also eine etwas ältere Schwester, obwohl sie zum selben Zeitpunkt gezeugt wurden.

Wusstest du, dass Zwillinge schon ab der vierzehnten Woche im Bauch der Mutter miteinander kommunizieren? Ob sie da schon ihre eigene Sprache erfinden? Wir wissen jedenfalls, dass rund 40 % aller Zwillingspaare von klein auf eine Art Geheimsprache benutzen.

– 6 –

WIR SIND ALLE UNTER-SCHIEDLICH

100 DU MUSST DICH NICHT IN EINE SCHUBLADE STECKEN

Wenn ein Baby unterwegs ist, sind die werdenden Eltern oft sehr neugierig auf das Geschlecht. Manche fragen die Ärztin oder den Arzt schon während der Schwangerschaft, ob man schon sehen kann, ob es ein Junge oder ein Mädchen wird. Sie wollen dann das biologische Geschlecht erfahren. Bekommen wir nun ein Baby mit einem Penis oder mit einer Vagina?

Aber diese biologischen Geschlechtsmerkmale sind nicht alles. Es gibt auch noch die sogenannte Genderidentität. Ein schwieriges Wort, das aussagt, wie du dich fühlst. Fühlst du dich als Mädchen oder als Junge? Nicht so ganz? Oder keines von beiden?

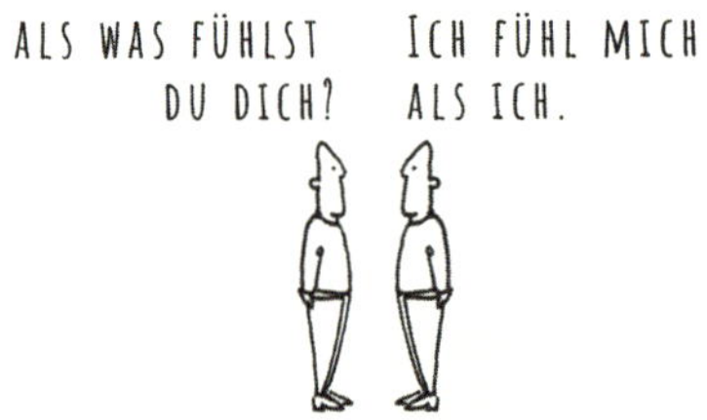
ALS WAS FÜHLST DU DICH?
ICH FÜHL MICH ALS ICH.

Genderidentität

Wenn jemand cisgender ist, stimmt die Genderidentität mit den körperlichen Geschlechtsmerkmalen überein. Du hast eine Scheide und fühlst dich als Mädchen. Oder du hast einen Penis und fühlst dich als Junge. Das ist bei den meisten Menschen der Fall. Bei transgender Personen ist es anders. Bei etwa anderthalb Prozent aller Menschen stimmen Genderidentität und biologische Merkmale nicht überein. Viele trans Mädchen sind unglücklich damit, dass sie einen Penis haben. Als trans Junge möchtest du vielleicht in der Pubertät keine Brüste bekommen. Du fühlst dich unwohl in deinem Körper. Manche entscheiden sich darum für eine medizinische Behandlung, damit ihre körperlichen Merkmale mit ihrer Genderidentität zusammenpassen. Manche möchten das aber auch nicht.

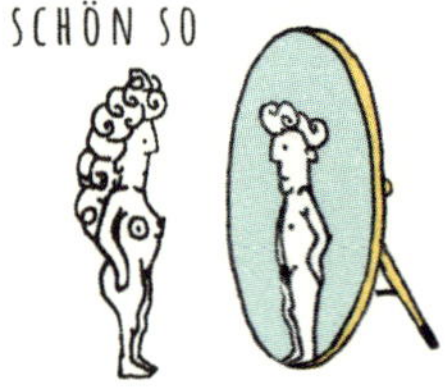

Dein Geschlecht und deine Genderidentität sagen noch nichts über deine sexuelle Orientierung aus. Wenn du dich nur von Menschen des anderen Geschlechts angezogen fühlst, bist du hetero (griechisch für »anders«). Stehst du nur auf Menschen deines Geschlechts, spricht man von homosexuell (griechisch für »gleich«). Bisexuell oder bi (beide) ist jemand, der oder die sowohl auf Frauen als auch auf Männer steht.

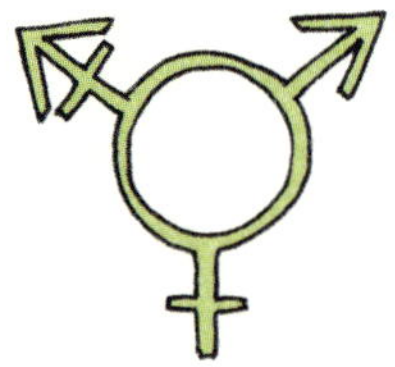

Vielleicht findest du dich in dieser Einteilung wieder und fühlst dich wohl, wenn die Beschreibung auf dich passt. Andere empfinden solche Kategorien als einengend und werden unglücklich davon. Manchmal fühlt es sich besser an, sich nicht in eine Schublade zu stecken. Die meisten von uns sind auch nicht hundertprozentig »männlich« oder »weiblich«, »hetero«, »homo« oder »bi«. Und das ist doch das Schöne.

101 WEISST DU, WOFÜR LGBTQIA+ STEHT?

LGBTQIA+ ist eine Abkürzung. Und was für eine! Es ist der englische Sammelbegriff für Menschen, die sich nicht als hetero und/oder als cisgender verstehen (siehe Info 100). Es hat also unter anderem damit zu tun, wie du dich fühlst (als Junge, Mädchen, beides ein bisschen oder keins von beiden), ob und mit wem du gerne Sex haben willst und/oder zusammen sein willst (mit jemandem des anderen oder desselben Geschlechts, beiden oder keinem von beiden).

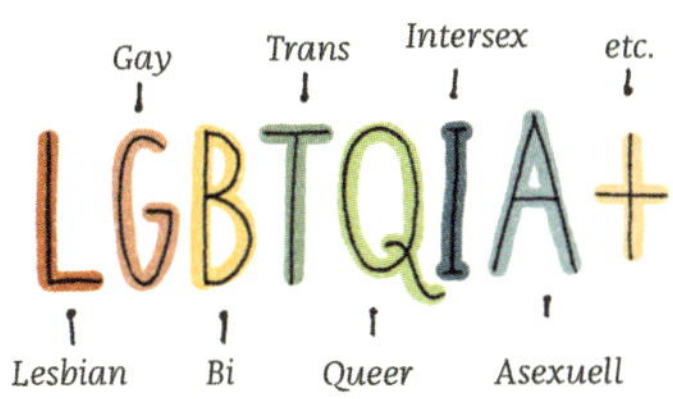
Gay
Trans
Intersex
etc.
LGBTQIA+
Lesbian
Bi
Queer
Asexuell

Das L steht für lesbisch. Das sind Frauen, die auf Frauen stehen. Das G steht für gay – das ist das englische Wort für schwul (also Männer, die auf Männer stehen) oder für homosexuell ganz allgemein. Manche Menschen fühlen sich sowohl zu Frauen als auch zu Männern hingezogen – sie sind bisexuell. Dafür steht das B.
Das T steht für trans. Wenn ein Mensch trans ist, dann stimmt seine Genderidentität nicht mit den biologischen Geschlechtsmerkmalen überein. Das Q steht für queer oder questioning. Menschen

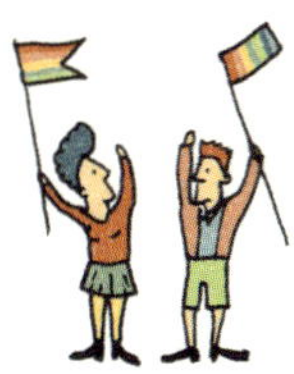

Gay Pride

bezeichnen sich zum Beispiel als *queer*, wenn sie sich nicht als cis und/oder hetero fühlen und sich vom Schubladendenken befreien wollen. *Questioning* deutet an, dass sich eine Person (noch) nicht sicher ist, zu welchem Gender sie sich hingezogen fühlt, oder sich (noch) nicht auf eine Genderidentität festlegen will.

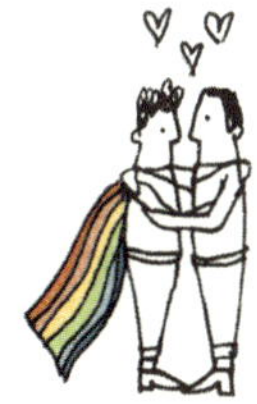

Intersex – der Buchstabe I – steht für Menschen, die mit sowohl männlichen als auch weiblichen Geschlechtsmerkmalen, Hormonen und/oder Genen zur Welt gekommen sind. Ihr Körper weist sowohl männliche als auch weibliche Merkmale auf, die manchmal von außen sichtbar sind, manchmal aber auch nicht. Das A steht für asexuell. Das sind Menschen, die kein Bedürfnis nach Sex haben. Sie können sich verlieben und Liebesbeziehungen führen, nur gehört für sie kein Sex dazu.

Das + am Ende der Abkürzung steht für Menschen, die sich nicht unter einen der anderen Buchstaben einordnen möchten.

LGBTQIA+-Organisationen und -Bewegungen setzen sich schon seit Langem für die Gleichberechtigung und Sichtbarkeit *queerer* Menschen ein – dafür, dass vor dem Gesetz alle gleich sind und niemand von der Gesellschaft ausgegrenzt wird, unabhängig von Genderidentität und sexuellen Vorlieben. Und nur so ist es richtig!

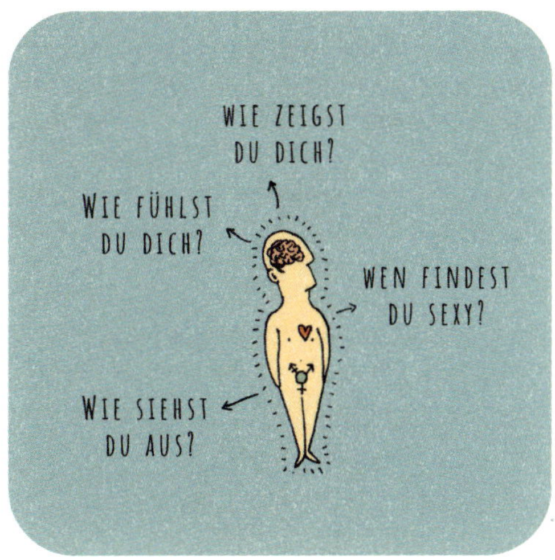
WIE ZEIGST DU DICH?
WIE FÜHLST DU DICH?
WEN FINDEST DU SEXY?
WIE SIEHST DU AUS?

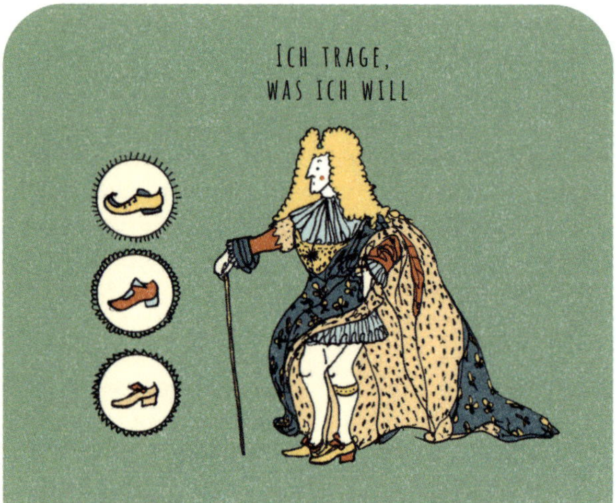

Ludwig XIV. hat die Qual der Wahl.

102 ZEIG DICH SO, WIE DU WILLST

Angenommen, du bist ein Junge und liebst die Farbe Rosa. Traust du dich, einen Schulrucksack in der Farbe zu kaufen? Oder einen rosa Pulli anzuziehen? Oder dir die Nägel rosa zu lackieren?

Vielleicht machst du dir Sorgen, dass du ausgelacht oder sogar beleidigt wirst. Aber das wäre sehr schade! Was sagt schon eine Farbe über dich aus? Warum sollten Jungs nur gedeckte Farben tragen? Bei Klamotten gilt das Gleiche: Warum solltest du als Junge kein Kleid tragen, wenn du das schön findest? Oder hohe Schuhe?

Zum Glück gibt es auch viele berühmte Menschen, die es trotzdem tun (oder getan haben). Denk nur an Prominente wie David Bowie, Freddie Mercury, Prince, Billie Eilish, Billie Porter und Harry Styles. Bowie, Prince und Mercury traten in hautengen Glitzeranzügen und mit viel Make-up auf. Billie Eilish trägt häufig Baggy-Klamotten, die weder weiblich noch männlich aussehen. Billie Porter ging im Kleid zur Oscar-Verleihung; Harry Styles zeigte sich auf dem Cover der *Vogue* in einem Kleid.

Was wir für »männlich« und »weiblich« halten, wird auch von der Zeit bestimmt, in der wir leben. Heute gilt Blau als Farbe für kleine Jungen und Bierbrauen vor allem als Männerjob. In früheren Zeiten war Blau aber die Farbe für kleine Mädchen, während Bier vor allem von Frauen gebraut wurde.

Bei Schuhen mit hohen Absätzen ist es nicht anders. Im 15. Jahrhundert wurden sie von persischen Reitersoldaten getragen, weil sie damit in den Steigbügeln auf ihrem Pferd besseren Halt hatten. Als Ludwig XIV. diese Schuhe sah, wollte er direkt auch ein Paar. In kürzester Zeit lief der gesamte männliche Hofstaat in Absatzschuhen herum. Dazu trugen sie Spitzenkniestrümpfe und auf dem Kopf eine prachtvolle Lockenperücke, und sie puderten sich das Gesicht.

Was »männlich« und was »weiblich« ist, steht also überhaupt nicht fest. Denk daran, wenn du dir deinen nächsten Rucksack aussuchst. Entscheide dich für das, was du schön findest – wer weiß, vielleicht machen es dir bald alle nach?

103 SCHON VOR DER GEBURT WIRST DU ALS JUNGE ODER MÄDCHEN BEHANDELT

In den Achtzigerjahren des 20. Jahrhunderts führte die US-amerikanische Soziologin Barbara Katz Rothmann eine interessante Studie durch. Sie bat hundertzwanzig werdende Mütter, die Bewegungen des Babys in ihrem Bauch zu beschreiben. Ein Teil der Mütter wusste das Geschlecht des Babys schon, ein anderer Teil nicht.

Schwangere, die wussten, dass sie einen Jungen erwarteten, berichteten von energischen Tritten und boxenden Händchen. Schwangere, die wussten, dass sie ein Mädchen bekommen, beschrieben die Bewegungen mit sanfteren Worten. Bei den Frauen, die noch nicht wussten, ob sie einen Jungen oder ein Mädchen im Bauch hatten, gab es diesen Unterschied interessanterweise nicht. Daran merkt man, dass wir Mädchen und Jungen schon früh bestimmte Eigenschaften zuweisen.

Schon direkt nach der Geburt bekommen Mädchen und Jungen »typische« Kleidung angezogen: Strampelanzüge in Blau und gedeckteren Farben für die Jungen, Pastelltöne und Rosa für die Mädchen. So geht es dann weiter, auch wenn die Kinder älter werden.

Eigentlich verrückt, wie starr wir das biologische Geschlecht eines Menschen auffassen. In manchen anderen Kulturen ist das weniger der Fall. Die Fa'afafine auf den Samoa-Inseln bilden ein drittes Geschlecht. Der Name bedeutet »wie eine Frau« und bezeichnet Personen, die zwar zum (biologisch) männlichen Geschlecht gehören, aber als Frau erzogen werden und auch später als Frau leben. Bis zu 5 % der Bevölkerung Samoas sind Fa'afafine, und sie werden von allen respektiert.

In Indien gibt es die Hijras, in Thailand die Kathoey, und auch bei einigen indigenen Völkern Amerikas gibt es die Two-Spirits – Menschen, die einem dritten Geschlecht angehören.

Glücklicherweise findet auch in unserer Gesellschaft ein Wandel statt. Auf vielen Formularen kann man heute Mann, Frau oder D wie divers ankreuzen. Das steht für Menschen, die sich als nicht-binär fühlen und sich nicht als Mann oder Frau einordnen wollen.

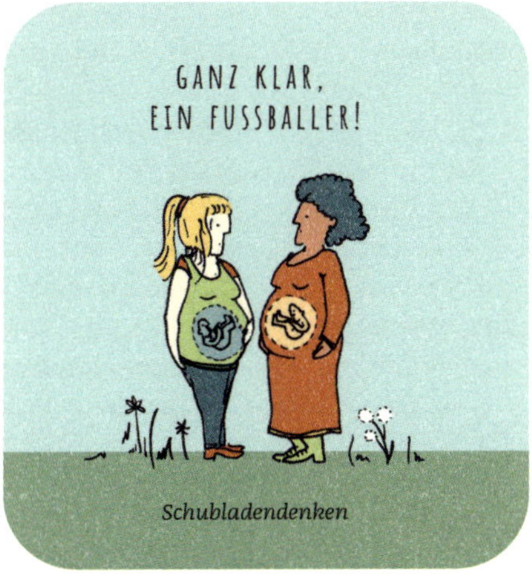

104 WAS WIR SCHÖN FINDEN, IST OFT EINFACH »MODE«

Hast du dir schon mal ein altes Gemälde angesehen? Was dachtest du, als du die Menschen darauf gesehen hast? Wahrscheinlich sahen sie etwas anders aus als die Leute von heute. Hast du dich über die Körper gewundert? Der Barockmaler Peter Paul Rubens (1577–1670) malte zum Beispiel meistens füllige Damen mit runden Hintern und Fettpölsterchen. Zu Rubens' Zeiten galt das als besonders schön, weil es Wohlstand ausdrückte – vor allem reiche Menschen hatten damals genug Geld, um sich dick und rund zu essen. Auf vielen alten Gemälden sehen die Menschen sehr blass aus. Das war auch Absicht: Sonnengebräunte Haut galt als Zeichen, dass man arm war und draußen – zum Beispiel auf dem Feld – arbeiten musste.

Was wir schön finden – unser Schönheitsideal also –, verändert sich mit der Zeit. Bei den alten Ägyptern galten schlanke Frauen mit hoher Taille als schön, bei den alten Griechen kamen etwas breitere Hüften gut an. Im 20. Jahrhundert gab es Zeiten, als jungenhaft magere Frauen als besonders schön galten, ein paar Jahre später sollten Frauen lieber eine schmale Taille, einen prallen Hintern und großen Busen haben. Auch für Männer galten wechselnde Schönheitsideale: von kraftstrotzenden Bodybuildern zu romantischen Herzensbrechern mit viel Gel im Haar.

Vielleicht sind im Moment dünne Mädchen und muskulöse Jungs in Mode. Vor allem Jüngere versuchen, dieses Schönheitsideal zu erfüllen, oft auch bestärkt durch verschiedene Influencerinnen und Influencer in den sozialen Medien. So ein »Ideal« ist natürlich nur für sehr wenige Menschen erreichbar. Gerade Jugendliche, die viel Wert auf die Meinung anderer legen, eifern ihnen hinterher und gehen dabei leider oft zu weit. Sie machen eine strenge Diät oder verbringen Stunden im Fitnessstudio, um ihren Traumkörper zu erreichen. Wenn sie es nicht schaffen, leiden sie oft sehr darunter.

Denk immer daran, dass so ein Schönheitsideal einfach eine Mode ist, die auch wieder vorbeigeht. Außerdem finden wir nicht alle die gleichen Dinge an Menschen schön. Vielleicht stehst du mehr auf sportliche Typen, deine Freundin oder dein Freund mag es lieber, wenn jemand aussieht wie ein Kuschelbär.

BFF!

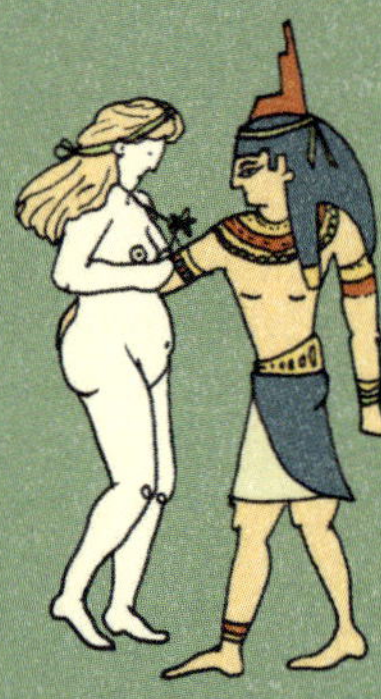

Busenfreundinnen im Lauf der Jahrhunderte

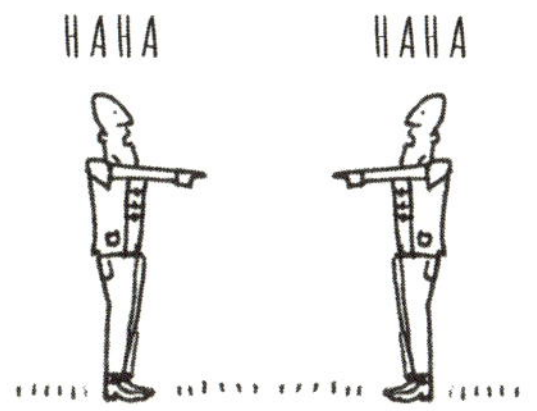

105 SCHLUSS MIT SCHAM UND SHAMING

»Heute fühl ich mich zu dick, um rauszugehen.«
»Warum bin ich viel hässlicher als meine Freundinnen?«
»Meine Beine sehen in der Hose so fett aus.«
»Bist du bei der Feuerwehr, oder warum hast du so rote Haare?«
»Kannst du mit den kurzen Beinchen eigentlich laufen?«
»Kein Wunder, dass du nicht abnimmst … Du bist ja die ganze Zeit am Essen.«

All diese Sätze sind Beispiele für Bodyshaming – negative Bemerkungen über deinen eigenen Körper oder den von jemand anderem. Wenn es um Übergewicht geht, wird das auch Fatshaming genannt. Manchmal passiert es geradeheraus, wenn jemand es dir ins Gesicht sagt oder einen fiesen Kommentar auf Social Media schreibt. Manchmal wird auch hinter dem Rücken gelästert.

Wenn du von anderen nur nach deinem Aussehen beurteilt wirst, kann das sehr schmerzhaft sein. Und wenn du selbst immer nur schlecht über deinen Körper sprichst, bekommst du ein negatives Selbstbild. Du fühlst dich in deinem Körper nicht mehr wohl. Wenn du solche Bemerkungen über andere machst, kannst du ihnen damit sehr wehtun. Bodyshaming verletzt das Selbstbewusstsein, kann Ängste auslösen und Menschen so traurig machen, dass sie nicht mehr leben wollen.

Was du tun kannst, wenn du Bodyshaming erlebst oder mitbekommst:

- Reagieren: Sag, dass solche Bemerkungen nicht in Ordnung sind – sowohl, wenn es dich betrifft, als auch, wenn es gegen jemand anderen geht.
- Mach nicht mit beim Bodyshaming. Sag keine negativen Dinge über deinen eigenen Körper oder den Körper von jemand anderem.
- Bodyshaming-Posts niemals liken und teilen – auch dann nicht, wenn es um Prominente geht. Sie sind genauso Menschen wie du und genauso verletzbar.
- Schluss mit Vergleichen. Jeder Mensch ist einzigartig – und es wäre unendlich langweilig, wenn wir alle gleich aussähen!

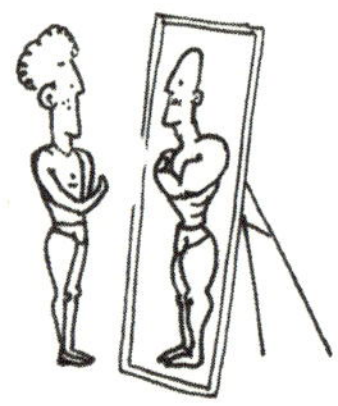

Zukunftsträume?

106 Mädchen und Jungen sind gleich unsicher

Fangen wir mit den Mädchen an. Nur sehr wenige Mädchen und Frauen sind mit ihrem Körper zufrieden. Auch wenn ihre Brüste völlig in Ordnung aussehen: Viele hätten lieber spitzere, rundere, prallere, größere oder kleinere. Häufig finden sie sich entweder zu dick oder zu dünn. Viele mögen ihren Hintern nicht so gerne oder finden, dass ihre Haare nicht so schön fallen wie bei diesem einen Mädchen im Internet.

Jungen sind genauso unsicher wie Mädchen. Auch sie stehen vor dem Spiegel und betrachten ihren Körper. Was sie dort sehen, stimmt häufig nicht mit dem überein, was sie gerne sehen würden: zu schmale Schultern, zu wenig Muskeln, komischer Haarschnitt, zu große Ohren … Sogar die nach außen »starken« Typen haben damit zu kämpfen.

Die Hälfte aller Jugendlichen und jungen Erwachsenen zwischen sechzehn und fünfundzwanzig ist mit ihrem Aussehen unzufrieden. Das hat viel damit zu tun, dass sie sich mit anderen vergleichen – ob im Fernsehen, im Kino, in Zeitschriften oder in den sozialen Medien. Aber Stars werden nun mal (auch) dafür bezahlt, dass sie gut aussehen. Sie haben ihren persönlichen Fitnesscoach und Friseur, sind zurechtgemacht und gestylt und haben häufig schon Schönheits-OPs hinter sich. Ihr Aussehen und ihre Stimme werden digital noch verschönert. Fotos in Zeitschriften, aber auch in den sozialen Medien, sind meistens digital bearbeitet. Eigentlich komisch, sich mit Menschen zu vergleichen, die es in echt gar nicht gibt – oder?

Vielleicht hilft es, wenn wir uns klarmachen, dass wir alle unsicher sind. Ein bisschen mehr Selbstbewusstsein zu entwickeln kann auf jeden Fall nicht schaden. Davon gehen zwar die Pickel nicht weg, und dir wachsen nicht plötzlich Muskeln, aber es ändert deinen Blick auf dich selbst. Denk daran, dass andere Menschen dich normalerweise viel weniger kritisch betrachten als du dich selbst. Sie sehen die Dinge, die dich stören, vielleicht gar nicht oder finden sie überhaupt nicht schlimm.

Du kannst mit dazu beitragen, dass wir in einer Welt leben, in der das Aussehen nicht mehr so wichtig ist. Es gibt so viele Dinge, die interessanter sind als die Frage, wie jemand aussieht. Was du tun kannst? Lernen und verstehen, wann eine Bemerkung Bodyshaming ist (siehe Info 105). Spar dir negative Bemerkungen über deinen Körper und mach sie auch nicht bei anderen. Teile in den sozialen Medien keine Posts, die mit Bodyshaming zu tun haben.

Such dir deine Freundinnen und Freunde nicht danach aus, wie sie aussehen, sondern wie sie drauf sind. Mach anderen Komplimente, die nichts mit dem Aussehen zu tun haben.

107 HOMOSEXUALITÄT GIBT ES SCHON IMMER

Homos ist griechisch für »gleich«. In Bezug auf Liebe und Sex bedeutet es, dass man auf Menschen des gleichen Geschlechts steht. Der Ausdruck »homosexuell« wird als Oberbegriff für lesbisch und schwul verwendet.

Wie viele Menschen homosexuell sind, wissen wir nicht genau. Anders als manche Leute behaupten, sind es heute nicht mehr als früher. Homosexualität hat es schon immer gegeben, doch im Lauf der Jahrhunderte wurde unterschiedlich damit umgegangen.

Bei den alten Griechen war Sex zwischen Männern kein Problem. Nach der griechischen Dichterin Sappho durften auch Frauen mit Frauen Sex haben. Das änderte sich ab dem Mittelalter, vor allem unter dem Einfluss der Religion. Den religiösen Führern zufolge stand in der Bibel ausdrücklich, dass Sex allein der Fortpflanzung diene. Sodomie – so nannte man im Mittelalter die Homosexualität – galt als unnatürlich und als Teufelszeug. Wer beim gleichgeschlechtlichen Sex erwischt wurde, wurde grausam bestraft, manchmal sogar mit dem Tod.

Auch in den folgenden Jahrhunderten hatten es homosexuelle Menschen schwer. Homosexualität galt lange als Krankheit, die mit Medizin oder mit einer Operation behandelt werden musste. In Nazi-Deutschland wurden Tausende Menschen gequält und sogar ermordet, weil sie sich zu Menschen ihres Geschlechts hingezogen fühlten.

In den Sechzigerjahren des 20. Jahrhunderts schlossen sich homosexuelle Menschen zusammen und gingen für ihre Rechte auf die Straße. Trotzdem dauerte es noch bis zum 17. Mai 1990, bis die Weltgesundheitsorganisation (WHO) Homosexualität nicht mehr als Krankheit bezeichnete. Heute sind Homo- und Heterosexualität bei uns offiziell gleichgestellt, aber das ist noch längst nicht in allen Ländern der Welt der Fall. Darüber erfährst du in den nächsten Infos mehr.

Bonus-Info:

Homosexuelle Menschen stoßen bis heute an vielen Orten der Welt auf Hass und Ablehnung. Das nennt man Homophobie. Der 17. Mai ist der Internationale Tag gegen Homo-, Bi-, Inter- und Transphobie (IDAHOBIT). An diesem Tag wird weltweit für Vielfalt, Respekt und gleiche Rechte demonstriert.

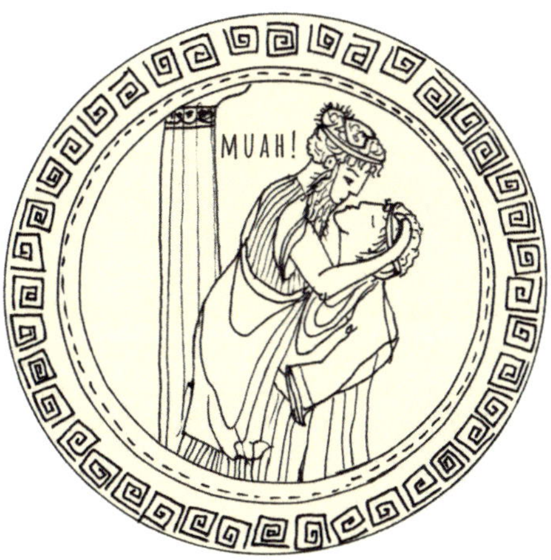

bei den alten Griechen

108 IN FAST DER HÄLFTE ALLER LÄNDER IST HOMOSEXUALITÄT VERBOTEN

In Deutschland, Österreich und in zahlreichen anderen Ländern ist es verboten, Menschen aufgrund ihrer sexuellen Orientierung zu diskriminieren. Im Grundgesetz und in anderen Gesetzen steht, dass alle Menschen gleichwertig sind und dieselben Rechte besitzen. Das bedeutet zum Beispiel auch, dass ein Mann einen anderen Mann heiraten kann.

Die Niederlande waren das erste Land, das die »Ehe für alle« erlaubte. Am 1. April 2001 heirateten Frank und Peter als erstes gleichgeschlechtliches Paar in Amsterdam. Nach und nach folgten auch andere Länder. Im Jahr 2022 dürfen gleichgeschlechtliche Paare in dreißig Ländern heiraten. Oft tun sie das nur standesamtlich. In den meisten Religionen ist die gleichgeschlechtliche Ehe – und oft auch Homosexualität im Allgemeinen – nicht erlaubt.

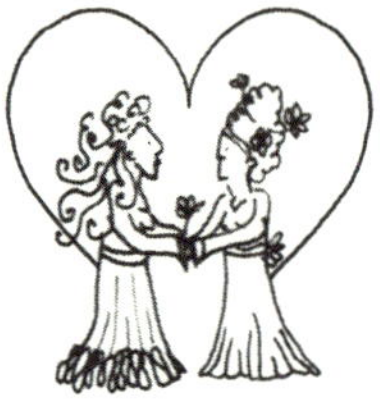

In fast der Hälfte aller Länder weltweit ist Homo- oder Bisexualität weiterhin verboten, und Menschen können dafür teils jahrelang ins Gefängnis kommen. In zehn Ländern steht auf gleichgeschlechtlichen Sex sogar die Todesstrafe. Manchmal reicht schon ein Kuss oder Händchenhalten aus, um bestraft zu werden.

Diese Strafen gelten nicht nur für die Bevölkerung des Landes, sondern auch für alle, die in oder durch das Land reisen. Die meisten Länder, in denen Homosexualität verboten ist, liegen außerhalb Europas. Im Internet findest du Übersichten, welche genau das sind. Wenn du dorthin reist, solltest du dort nicht offen zeigen, dass du homo- oder bisexuell bist.

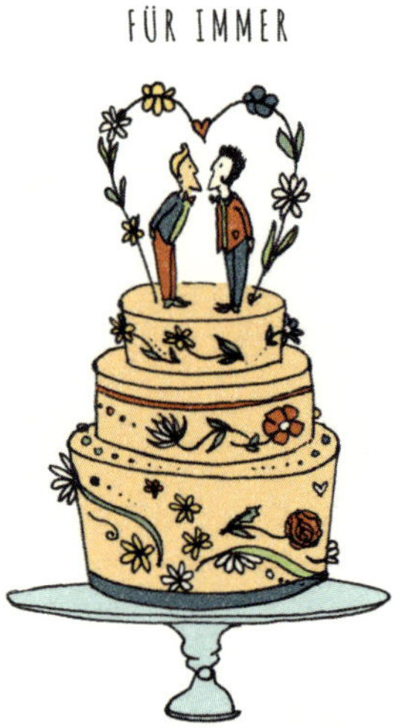

Ehe für alle

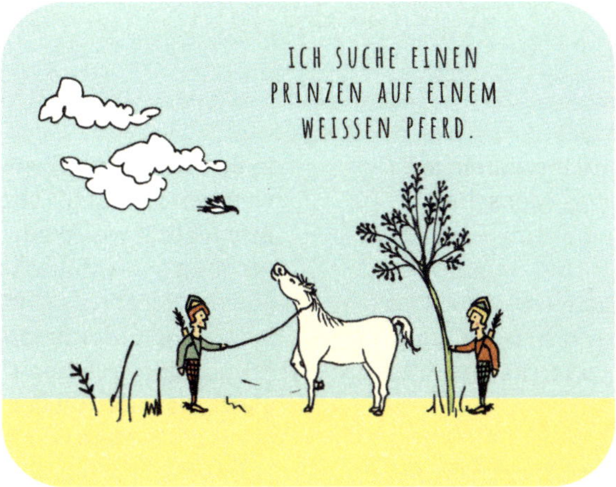

109 WOHER WEISST DU, OB DU HETERO ODER HOMO BIST?

Es gibt keinen Test, mit dem du herausfinden kannst, ob du nun hetero, lesbisch, schwul, bi oder etwas anderes bist. Manche Menschen wissen schon in jungen Jahren, dass sie sich zu Menschen des gleichen Geschlechts hingezogen fühlen. Andere zweifeln noch als Erwachsene.

Die Wissenschaft will schon lange herausfinden, woher unsere sexuelle Orientierung kommt. Ist sie angeboren? Hat sie mit der Erziehung zu tun? Gibt es Unterschiede im Gehirn? Die Antwort ist ganz einfach: Wir wissen es nicht, und das macht auch nichts. Man muss nur eins wissen: Homo- oder Bisexualität ist keine Krankheit. Man kann und braucht sie also nicht zu heilen, und ansteckend ist sie auch nicht.

In der Pubertät kommt es oft vor, dass wir für jemanden heftige Gefühle entwickeln. Vielleicht verliebst du dich als Teenager auch zum ersten Mal so richtig. Das kann jemand vom anderen Geschlecht sein; es kann aber genauso gut sein, dass du dich zu jemandem deines eigenen Geschlechts hingezogen fühlst. Solche Gefühle können verwirrend sein, aber sie müssen dir keine Sorgen machen. Vielleicht malst du dir als Mädchen aus, wie es wäre, ein anderes Mädchen zu küssen.

Vielleicht hast du als Junge mal einen anderen Jungen geküsst oder Sex mit ihm gehabt. Das heißt noch nicht unbedingt, dass du von dem Moment an lesbisch oder schwul bist. Junge Menschen experimentieren gerne, und das ist völlig in Ordnung. Es ist auch nichts, wofür du dich schämen müsstest. Du brauchst dich auch nicht zu »outen« – also allen erzählen, dass du schwul, lesbisch oder bi bist –, wenn du das nicht willst. Manche behalten es lieber für sich. Andere zweifeln vielleicht noch, leben in einem Land, in dem Homosexualität verboten ist, oder wagen es nicht, weil ihre Religion es verbietet.

Du brauchst dich nicht in eine Schublade stecken zu lassen und musst dich nicht festlegen, wenn du das nicht willst. Du bestimmst selbst, ob, wann und wie du anderen erzählen willst, dass du *queer* bist. Was gar nicht geht: es über andere hinausposaunen. Niemand wird gern von anderen geoutet. Wenn dir jemand im Vertrauen erzählt, dass er oder sie homosexuell ist, behalte es für dich. Wahrscheinlich hat es die andere Person viel Mut gekostet, es dir zu erzählen.

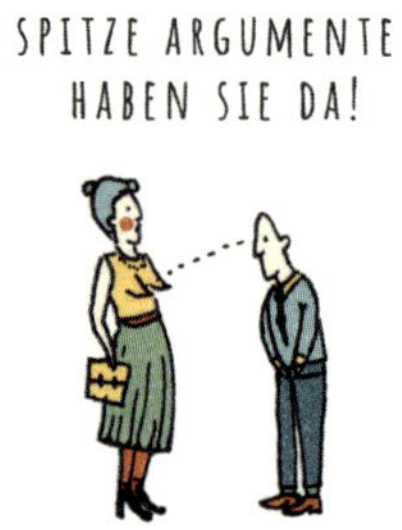

Sexismus am Arbeitsplatz – geht gar nicht!

110 SEXISMUS IST RESPEKTLOS

»Tisch abräumen ist Mädchensache.«
»Rosa Socken bei einem Jungen gehen gar nicht!«
»Wir wollen keine Mädchen im Team, die können nicht Fußball spielen.«
»Echte Jungen weinen nicht.«
»Mädchen haben bei der Feuerwehr nichts verloren.«
»Mädchen reden immer nur über Kleider und Make-up.«
»Jungen sind stärker als Mädchen.«
»Das Mädchen ist eine Schlampe. Die hat schon mindestens mit zehn Jungs geknutscht.«
»Kindererziehung ist Frauensache.«
»Männer können besser Auto fahren als Frauen.«

All diese Sätze sind Beispiele für Sexismus. Sexismus bedeutet, dass man Vorurteile über einen anderen Menschen wegen seines Geschlechts hat. Die Vorurteile führen dazu, dass man andere abwertet oder benachteiligt. Sie sind der Grund dafür, dass Männer und Frauen bis heute nicht in allen Bereichen gleichgestellt sind. Mädchen und Frauen sind häufiger Opfer von Sexismus als Männer. Sie bekommen öfter sexistische Kommentare zu hören wie: »Gute Brüste hast du ja«, aber werden auch »Schlampe« oder »Hure« genannt, wenn irgendjemand findet, dass sie sich zu sexy anziehen oder benehmen. Noch heute werden Frauen in der Arbeitswelt oft weniger ernst genommen als Männer. Sie bekommen seltener eine Beförderung und verdienen für die gleiche Arbeit häufig weniger Geld als Männer. Außerdem verbringen sie bis heute doppelt so viel Zeit mit Hausarbeit und Kindererziehung, auch wenn sie voll berufstätig sind.

Manchmal zeigen Jungs in der Gruppe weniger Respekt und verhalten sich sexistischer, als wenn sie alleine sind. Vielleicht denken sie, sie müssten vor ihren (männlichen) Freunden Stärke beweisen. Vielleicht haben sie selbst eine andere Meinung, aber trauen sich nicht, dafür einzustehen. Das ist echt schade. Man sollte immer sagen, wenn man mit etwas nicht einverstanden ist – damit zeigt man echte Stärke.

111 FAMILIENIDYLL MIT HUND, HÄUSCHEN UND GARTEN – ODER LIEBER WAS ANDERES?

Das traditionelle Beziehungsmodell sieht ungefähr so aus: ein Vater und eine Mutter, die zusammen unter einem Dach wohnen und irgendwann zusammen Kinder bekommen. Meistens haben sie eine feste Beziehung, was bedeutet, dass sie keine anderen Menschen küssen oder mit ihnen Sex haben. In manchen Fällen sind sie verheiratet und haben einander versprochen, immer füreinander da zu sein. Das ist schön, aber es ist nicht die einzige mögliche Beziehungsform.

- Manche Paare führen eine offene Beziehung. Das bedeutet, dass es für sie in Ordnung ist, wenn man sich in jemand anderen verliebt oder mit jemand anderem Sex hat. Natürlich können sie sich auch wieder umentscheiden, wenn sie eines Tages doch lieber monogam leben wollen.

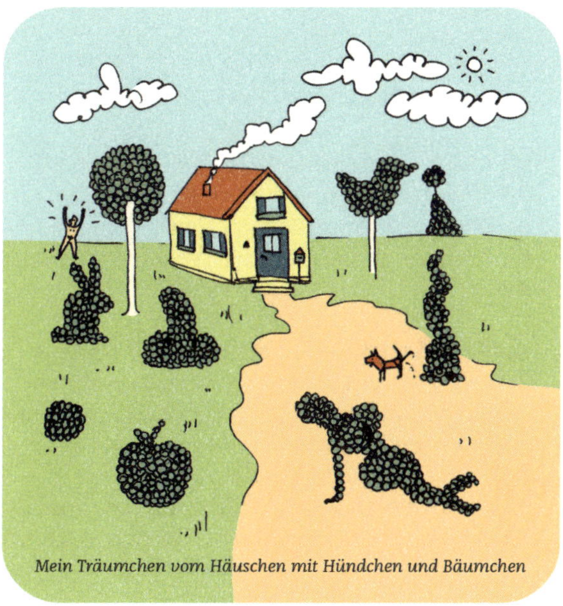

Mein Träumchen vom Häuschen mit Hündchen und Bäumchen

- In einer platonischen Beziehung sind die Partner zwar verliebt ineinander und wohnen vielleicht auch zusammen, aber sie haben keinen Sex.

- Manchmal entscheiden sich die Partner dafür, alleine wohnen zu bleiben, obwohl sie einander lieben und sich gegenseitig treu sind. Das nennt man eine LAT-Beziehung – die Abkürzung steht für *Living apart together* (getrennt zusammenleben).

- Man kann mit nur einer Person eine Beziehung haben – dann lebt man monogam. Menschen, die mehrere Beziehungen gleichzeitig führen, nennt man polyamor.

- Menschen können heiraten, weil sie ineinander verliebt sind (Liebesheirat), aber es kann auch sein, dass die Ehe von den Eltern arrangiert wird, oder weil es für beide Beteiligte aus dem einen oder anderen Grund besser ist zu heiraten. Dann spricht man von einer Vernunftehe.

- Friends with benefits (Freunde mit Extras) sind Menschen, mit denen du befreundet bist und Sex hast, aber keine Beziehung führst. Ein One-Night-Stand ist einmaliger Sex mit jemandem, mit dem du sonst nichts zu tun hast. Natürlich kann aus so einem One-Night-Stand auch mal mehr werden – manchmal sogar ein »Familienidyll« mit Haus, Garten und Hund (womit wir wieder beim Anfang wären).

– 7 –

NEIN DARF SEIN

112 DU BIST KEIN HUND

Fällt es dir schwer, »Nein« zu sagen, wenn jemand etwas von dir will? Das muss nicht sein. Es ist absolut in Ordnung, klarzumachen, wenn du dich bei bestimmten Dingen nicht wohlfühlst oder etwas nicht tun willst. Wenn du für dich selbst eintrittst und deine Meinung offen aussprichst, steigt dein Selbstbewusstsein. Auch für andere ist es einfacher, wenn du selbst deine Grenzen setzt. »Nein, ich hab keine Lust« oder: »Nein, ich will das nicht« ist klarer, als mit den Schultern zu zucken oder zu schweigen.

Je öfter du »Nein« sagst, desto besser wirst du darin. Du kannst es auch üben. Versuche es so knapp und klar wie möglich zu sagen. Du musst auch nicht jedes Mal erklären, warum du etwas nicht willst. Der andere soll nicht das Gefühl bekommen, dass du noch mit dir verhandeln lässt.

Mit der »Ich bin kein Hund«-Methode kannst du üben, deine Grenzen klar zu setzen.

Angenommen, du sprichst mit jemandem per Webcam. Er oder sie schlägt vor, dass ihr eure T-Shirts auszieht.

Halt – Warte, bevor du einwilligst. Willst du das wirklich?

Sei **u**msichtig – was sind die Folgen? Ist der Vorschlag ehrlich gemeint? Denk dran, dass die Bilder auch aufgezeichnet werden können.

Nein – Antworte freundlich-bestimmt, dass du es nicht tun wirst. Zum Beispiel mit Sätzen wie »Nein, danke« oder: »Nein, das mach ich nicht« oder: »Nein, das will ich nicht«.

Darum – Drängelt er oder sie weiter? Erkläre kurz und knapp, warum du es nicht willst, aber bleib bei deinem Standpunkt.

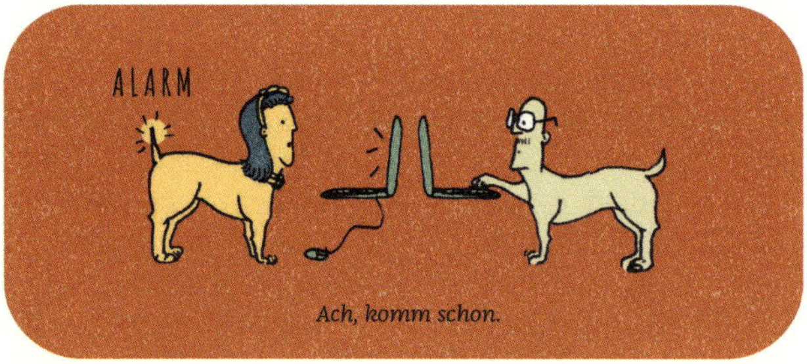

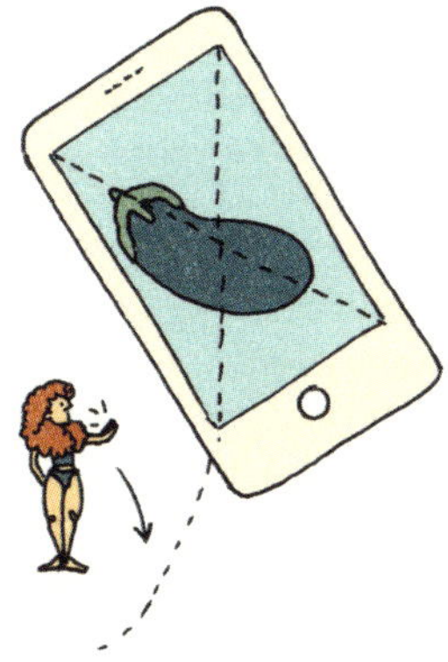

113 WIR ALLE HABEN EINE GRENZE, DIE NIEMAND ÜBERSCHREITEN DARF

Ein Junge in der Schule macht einen dummen Spruch über deine Brüste. Jemand fasst dir einfach an den Hintern. Jemand pfeift dir nach, und als du nicht reagierst, ruft er »Schlampe!« oder »dumme Bitch!«. Der Kollege von deinem Vater überrumpelt dich und versucht dich zu küssen. Eine Bekannte oder ein Bekannter deiner Eltern macht eine anzügliche Bemerkung über dein Äußeres. Ein paar Leute aus deiner Klasse drängeln, dass du einen Pornofilm mit ihnen guckst. Ein Cousin schlägt vor, dass du zuschauen sollst, wenn er mit seiner Freundin rumknutscht. Das alles sind Beispiele für sexuell grenzüberschreitendes Verhalten. Du hast nicht darum gebeten, und du fühlst dich damit nicht wohl.

Vielleicht drängt dich jemand, ihm oder ihr ein sexy Foto von dir selbst zu schicken, oder schickt dir so ein Foto, obwohl du nicht darum gebeten hast. In dem Moment wird aus Sexting (mehr dazu in Info 116) eine Form von sexuell grenzüberschreitendem Verhalten, das sogar strafbar ist.

Grenzüberschreitendes Verhalten wird zu sexuellem Missbrauch, wenn ein Erwachsener oder eine Erwachsene von dir Dinge will, die mit Sex zu tun haben.

Missbrauch kann zu Hause passieren, in der Schule, im Sportverein, in der Jugendgruppe oder woanders. Manchmal sind es Fremde, aber viel häufiger ist es jemand, den du schon kennst und mit dem du eine Verbindung hast. Vielleicht bittet dich eines Tages ein Onkel, dich neben ihn zu setzen, und fasst dich an Stellen an, an denen du nicht angefasst werden willst. Oder ein Freund deiner Eltern will mit dir Sachen machen, die du nicht willst. Missbrauch passiert auch im Internet. Es kann sein, dass ein Erwachsener dich bedrängt, ein Foto von dir zu schicken oder dich vor der Kamera auszuziehen.

Hast du das Gefühl, dass dir so etwas passiert ist? Und möchtest du darüber reden? Unter www.nina-info.de findest du Hilfe und Beratung. Hier gibt es auch die Möglichkeit, sicher und vertraulich mit jemandem zu chatten.

114 MIT DER RICHTIGEN EINSTELLUNG MACHT DAS INTERNET SPASS

Hast du ein Smartphone? Oder möchtest du unbedingt eins haben, wenn du etwas älter bist? Smartphones sind für viele Jugendliche die beliebteste Art, mit Freundinnen und Freunden Kontakt zu halten. Sie benutzen sie auch zum Flirten oder um einander Dinge zu erzählen, die sie sich in echt nicht zu sagen trauen. Mit einem Profil auf TikTok, Instagram, Snapchat oder auch Facebook kann man vielen Leuten gleichzeitig mitteilen, was man gerade so macht.

- In fast allen **sozialen Netzwerken** gilt ein Mindestalter von dreizehn, um einen Account zu eröffnen. Sag deinen Eltern Bescheid. Vielleicht können sie dir dabei helfen, dein Profil sicher zu machen, sodass nicht jeder Wildfremde alles von dir sehen kann. Vielleicht können sie dir auch erklären, was du in den sozialen Netzwerken teilen kannst und was lieber nicht.

- Richte es so ein, dass dein **Profil** nicht öffentlich ist, sondern dass dir nur Menschen folgen können, denen du es erlaubst. Akzeptiere keine Anfragen von Menschen, die du nicht kennst. Wenn du nicht sicher bist, ob jemand der ist, als der er sich ausgibt, hilft meist ein Blick aufs Profil. Hat er oder sie auffällig wenige Freunde oder Follower und postet fast nichts? Dann solltest du ablehnen (siehe auch Info 45).

- Weil die sozialen Netzwerke gratis sind, bekommt man oft und viel **Werbung**. Da solltest du besser nicht draufklicken. Manchmal sieht man dann Dinge, die man lieber nicht sehen würde. Es kann auch sein, dass du auf einmal komische Nachrichten bekommst, nachdem du eine Werbung angeklickt hast.

- Finde heraus, wie du Filme und Fotos, die du nicht in deinem Profil willst, entfernen kannst und wie du Personen **blockieren** kannst. Sag es deinen Eltern, wenn dich jemand belästigt oder dir unerwünschte Bilder und Videos schickt.

- Lass deine Eltern zwischendurch mitlesen, sodass sie im Notfall eingreifen können.

- Deine Eltern erlauben dir noch kein Social Media? Da sind sie auf jeden Fall nicht die Einzigen. Es gibt übrigens auch soziale Netzwerke speziell für Kinder und Jugendliche – vielleicht kannst du dich erst einmal da anmelden.

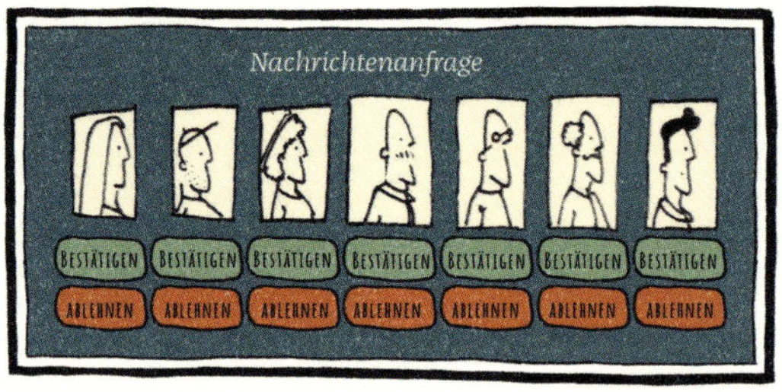

WELCHE FREUNDE SIND ECHT?

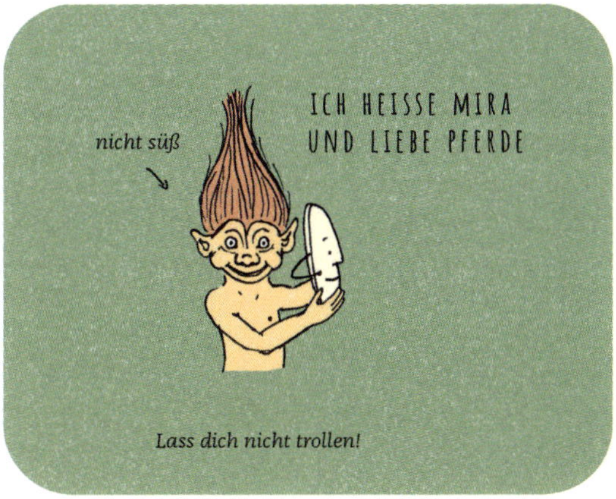
nicht süß
ICH HEISSE MIRA UND LIEBE PFERDE
Lass dich nicht trollen!

115 IM INTERNET GIBT ES KEINE PRINZEN UND PRINZESSINNEN

»Hi Tobi, ich bin Lisa. Ich hab dein Insta gesehen. Du bist echt hübsch. Lust zu chatten?«
»Hi, ich bin Klaus und Chef einer großen Modelagentur. Ich habe deine Fotos gesehen und sofort gedacht, dass du perfekt zu uns passt. Kannst du dir vorstellen, Model zu werden?«
»Ah, du bist auch Pferdefan! Wollen wir uns besser kennenlernen?«
»Hey, du siehst ein bisschen traurig aus auf dem Foto. Willst du mal drüber reden?«

Hast du auch schon mal Nachrichten von Leuten bekommen, die du nicht kanntest, die aber gerne mit dir chatten wollten? Vielleicht macht dir jemand Komplimente, redet von gemeinsamen Bekannten, verspricht dir irgendwas oder tut so, als hätte er oder sie das gleiche Hobby wie du. Das alles klingt verlockend und harmlos, und du gehst darauf ein.

Aber leider … gibt es im Internet keine Märchenprinzen und -prinzessinnen. Oft sind es bloß Trolls oder Betrüger*innen, die sich mit dir anfreunden, weil sie später irgendwas von dir wollen. Es fängt ganz harmlos an. Ihr schreibt euch, und nach und nach gibst du immer mehr Geheimnisse preis. Diese Taktik, sich im Internet das Vertrauen von jungen Menschen zu erschleichen, wird Cybergrooming genannt. Ist das Vertrauen erst einmal aufgebaut, bittet die andere Person dich um etwas, was du eigentlich nicht willst: Nacktfotos schicken oder vor der Kamera dein T-Shirt ausziehen. Vielleicht droht sie auch damit, ein Foto öffentlich zu machen oder erpresst Geld von dir. Das ist verboten und strafbar, und du solltest es sofort einer erwachsenen Person melden.

Hast du das Gefühl, dass dich jemand groomen will? Erzähl deinen Eltern oder einer anderen Vertrauensperson davon. Rat und Hilfe findest du auch unter:
www.jugend.support
www.juuuport.de/beratung
www.nummergegenkummer.de
www.nina-info.de/save-me-online
www.rataufdraht.at
www.147.ch

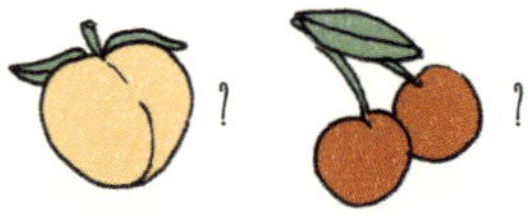

116 SEX + TEXTING = SEXTING

Hast du schon mal jemandem ein Foto von dir in Schwimmsachen oder Unterwäsche geschickt? Oder per Textnachricht mit jemandem geflirtet? Das nennt man dann auch Sexting. Das Wort ist eine Kombination aus den Wörtern Sex und *texting* (das bedeutet Textnachrichten schicken).

Mehr als jeder vierte Jugendliche zwischen zehn und zwölf Jahren berichtet, schon einmal ein »sexy« Foto von sich selbst verschickt zu haben. Die Hälfte hat schon mal eins von jemand anderem bekommen. Längst nicht alle freuen sich über solche Fotos. Wenn jemand dir ein unerwünschtes »sexy« Foto oder sogar ein Nacktfoto schickt, kannst du es einem Erwachsenen erzählen und dir Hilfe holen.

Manche Jugendliche haben Spaß am Sexting, finden es lustig oder spannend. Aber längst nicht alle. Es kann Spaß machen, mit jemandem zu flirten, in den oder die du verliebt bist. Wenn du aber keine Lust dazu hast, lass dich nicht dazu drängen.

Behalte immer im Hinterkopf, dass ein verschicktes Foto auch anderen gezeigt werden kann. Jemand kann es über seinen eigenen Account mit anderen teilen. Dann ist das Foto, das du eigentlich nur deinem Klassenkameraden oder deiner Sitznachbarin geschickt hast, plötzlich für die ganze Schule sichtbar – was nicht Sinn der Sache war. Auch auf Snapchat oder über die Webcam kann jemand einen Screenshot machen und den dann mit anderen teilen.

Diese Tipps können dir helfen:

- Wenn du Fotos von dir verschicken willst, dann nur an Menschen, die du gut kennst und denen du vertraust. Schicke niemals ein Foto an jemanden, den oder die du nicht persönlich kennst.

- Stelle klare Regeln auf: Darf das Foto anderen gezeigt werden oder nicht? Soll die andere Person es sofort löschen oder darf sie es behalten?

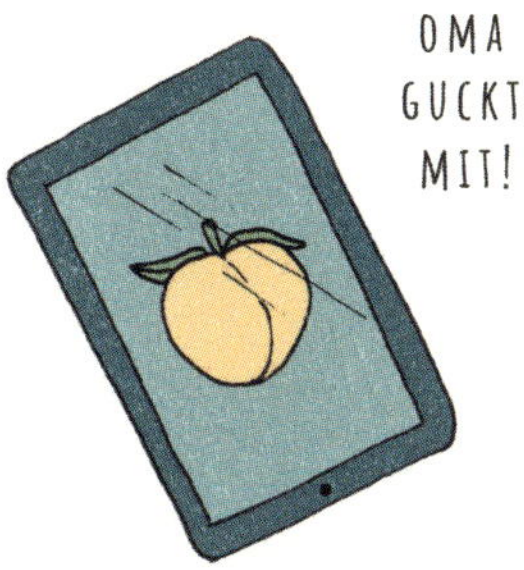

- Lass dich niemals bedrängen oder bequatschen, ein Nackt- oder Unterwäschefoto oder ein Video von dir zu schicken. Umgekehrt solltest du auch nie jemanden unter Druck setzen.

- Steht etwa doch ein Foto von dir im Internet, ohne dass du es willst? Bitte zuerst die Person, die es gepostet hat, es zu entfernen. Wenn er oder sie sich weigert, kannst du das Foto melden. Bitte deine Eltern oder eine andere erwachsene Vertrauensperson, dir dabei zu helfen.

Goldene Regel:

Stell dir immer die Frage: »Darf meine Oma dieses Foto sehen?« Wenn das nicht so ist – lieber nicht schicken.

– 8 –

NACKTHEIT UND SEX SIND ÜBERALL

117 ... IN DER KUNST

Hast du schon mal einen Penis oder ein Paar Brüste irgendwohin gekritzelt? Wahrscheinlich war das keine richtige Kunst, trotzdem stehst du damit in einer künstlerischen Tradition. Anscheinend hatten wir immer schon das Bedürfnis, diese Körperteile zu zeichnen. Schon in der Urgeschichte haben Menschen Kunstwerke geschaffen, die mit dem Körper und mit Sexualität zu tun hatten.

Die ältesten Höhlenmalereien zeigen Fachleuten zufolge Abbildungen der weiblichen Geschlechtsteile. Überall auf der Welt wurden bei Ausgrabungen außerdem Fruchtbarkeitsfiguren entdeckt: steinerne Frauenfiguren, oft mit großen Brüsten, dickem Bauch und breiten Hüften. Sie werden auch Venusfiguren genannt, nach der römischen Göttin der Liebe, obwohl es sie schon lange vor den Römern gab.

Die bekannteste Venusfigur ist die Venus von Willendorf (oder: »Frau von Willendorf«). Es wird geschätzt, dass sie zwischen 24 000 und 26 000 Jahre alt ist. Ihre Arme, Beine und ihr Gesicht sind nicht besonders fein gearbeitet, aber man erkennt sofort, dass es sich um eine Frau handelt – sie hat auch eine Vulva, in der sogar eine Klitoris zu erkennen ist. Die Figur wurde 1908 von dem Archäologen Josef Szombathy im österreichischen Willendorf entdeckt, daher der Name. Sie ist nur gut elf Zentimeter groß, trotzdem statten viele Menschen dem Naturhistorischen Museum in Wien extra einen Besuch ab, um sie zu bewundern.

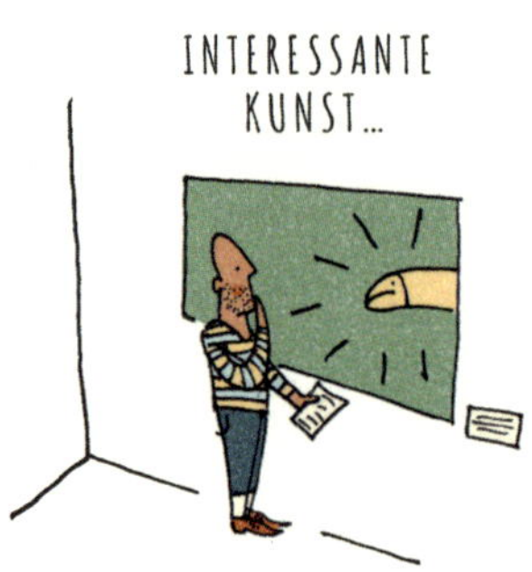

ALTE VENÜSSE

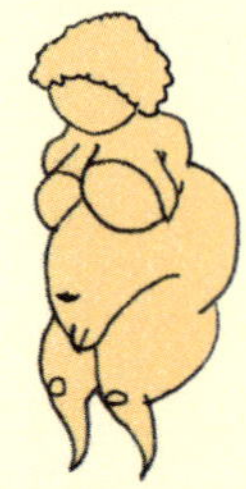

Venus von Willendorf

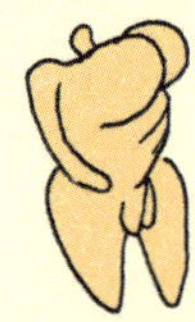

Venus vom Hohlefels

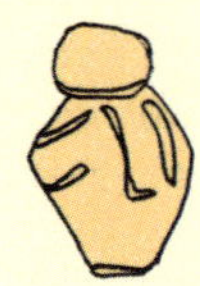

Venus von Berekhat Ram

Die Venus von Willendorf hat zahlreiche Kolleginnen. Die wahrscheinlich älteste von ihnen – die Venus von Berekhat Ram – ist über 250 000 Jahre alt. Die Venus vom Hohlefels ist 40 000 Jahre alt, aus Mammutelfenbein geschnitzt und verfügt über eine Öse – wahrscheinlich wurde sie als Anhänger getragen.

Welchem Zweck diese Figuren dienten, ist bis heute nicht restlos geklärt. Waren es Glücksbringer, die Schwangeren bei der Geburt beistehen sollten? Oder Muttergottheiten, die angebetet wurden? Das werden wir wahrscheinlich nie herausfinden. Klar ist: Schon der Urmensch fand den Körper so schön, dass er ihn abbilden wollte.

SCHAU MIR IN DIE

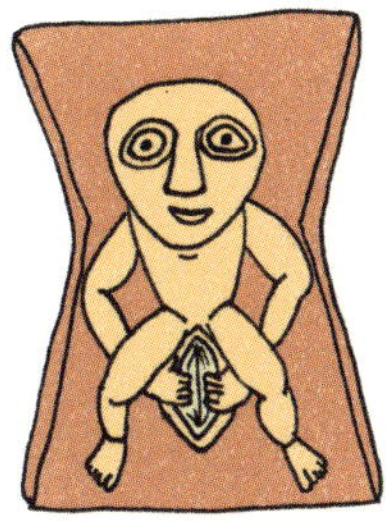

AUGEN

Sheela-na-Gig

118 ... AUF DEN MAUERN VON KIRCHEN UND BURGEN

Auf den Außenwänden alter Kirchen und Burgen findet man manchmal Darstellungen hockender weiblicher Figuren, die ihre Vulva mit den Händen aufhalten und sie offen präsentieren. Diese Sheela-na-Gigs sind fast immer abschreckend aussehende Frauen mit kahlem Kopf und ausgezehrten Körpern. Man sieht sie vor allem in Irland, Großbritannien, Spanien und Frankreich. Manchmal ist auch eine männliche Figur daneben abgebildet.

Vor allem im elften und zwölften Jahrhundert waren solche Darstellungen beliebt. Fachleute sind sich noch nicht sicher, wozu sie dienten, aber es gibt einige Theorien.

Auch der Ursprung des Namens ist nicht restlos geklärt – Sheela-na-Gig bedeutet »Sheela mit den Brüsten«, »Sheela mit der Vagina« oder »Sheela auf dem Hintern«. Sie könnte eine keltische Göttin sein. Manche Wissenschaftler*innen vermuten, dass sie eine Art Kriegsgöttin ist, die sich von ihrer schlechtesten und abschreckendsten Seite zeigt. Dadurch sollte sie die Kirche oder Burg beschützen.

Andere vermuten, dass die Bilder Gläubige davor warnen sollten, ihren Gelüsten nachzugehen. Sie könnten aber ebenso gut dazu gedient haben, Menschen vor Bösem zu schützen oder Frauen fruchtbar zu machen, wenn sie die Vulva der Figur berührten.

Wir wissen also recht wenig über die Sheela-na-Gigs. Im Lauf der Jahrhunderte wurden sie oft entfernt oder zerstört – oder die Vulva wurde mit Zement aufgefüllt, damit sie nicht mehr zu erkennen war. Das finden wir schade! Heute sehen viele die Sheela-na-Gig als ein Symbol für Weiblichkeit, Kraft und Feminismus.

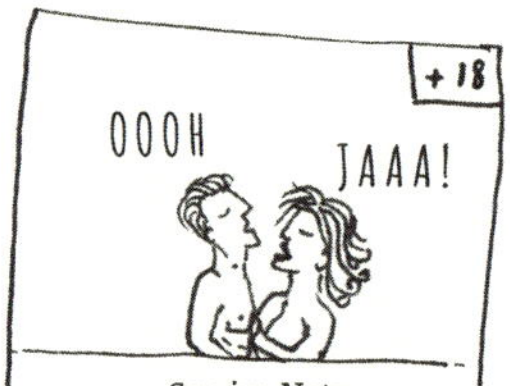

Sex im Netz

119 … IM INTERNET

Du musst für die Schule ein Referat vorbereiten und recherchierst dafür im Internet. Du gibst einen Suchbegriff ein und bekommst als Ergebnis eine lange Liste seltsamer Websites mit Bildern, die du eigentlich nicht sehen wolltest. Oder vielleicht hast du auch bewusst nach solchen Bildern und Videos gesucht, weil du es aufregend findest.

Das Internet ist voll mit **Pornos**. Früher musste man ein Spezialkino besuchen, um einen Pornofilm zu sehen, oder sich in der Videothek einen Film ausleihen. Und man musste dafür mindestens achtzehn sein. Heutzutage stoßen manchmal schon Kinder auf einen Porno, wenn sie einfach nur im Internet surfen.

Was man in Pornos so sieht, hat mit echtem Sex wenig zu tun:

- Im echten Leben sind Frauen und Männer beim Sex gleichberechtigt. Außerdem müssen beide zustimmen, dass sie miteinander Sex haben wollen. In vielen Pornovideos ist das leider nicht der Fall.

- Die Darstellerinnen und Darsteller haben oft kein oder nur sehr wenig Schamhaar. Es wird abrasiert, damit die Geschlechtsteile im Film besser zu sehen sind. Im wahren Leben tragen viele Menschen ihr Intimhaar ganz natürlich.

- Die männlichen Darsteller werden extra danach ausgewählt, dass sie einen größeren Penis haben als der Durchschnittsmann. Die Darstellerinnen haben auch größere Brüste – manche haben sich die Brüste extra mit Implantaten vergrößern lassen.

- In solchen Videos sieht es immer aus, als könnten die Männer und Frauen einfach ewig weitermachen. Das ist aber nicht der Fall. Im Film werden Bilder zusammengeschnitten und hintereinandermontiert, wodurch es nur so aussieht, als ob sie sehr lange »können«.

- Männer im Porno scheinen riesige Mengen Sperma zu produzieren. Wie du in Info 22 gelesen hast, entspricht das nicht der Realität.

- Frauen bekommen im Film scheinbar immer einen Orgasmus, wenn ein Penis in ihre Scheide eindringt. Dabei stöhnen und schreien sie dann. Das ist aber nur gespielt. In echt funktioniert der Orgasmus nicht so (siehe dazu Info 67).

- Vieles, was in Pornovideos gezeigt wird, passiert im echten (Sex-)Leben nicht. Heute werden zum Glück auch immer öfter frauenfreundlichere und realistischere Pornos gedreht.

120 … IN DER SPRACHE

Fick dich!
Wütender Ausruf: Lass mich in Ruhe, du Arschloch! Ähnlich dem englischen: *Fuck off*!

Fuck!
Ausruf: Scheiße!/Verdammt! Von englisch *to fuck* (ficken).

AF (as fuck)
Ausdruck zur Verstärkung. »Ich bin hungrig AF.«

porno
super

Wenn Menschen schimpfen oder jemanden beleidigen wollen, benutzen sie häufig Wörter, die irgendwie mit Sex zu tun haben. Manchmal beziehen sich die Ausdrücke auf Geschlechtsteile oder auf bestimmte Handlungen. Viele von ihnen sind sehr frauenfeindlich, andere sind homophob. Wer solche Wörter benutzt, verhält sich respektlos und aggressiv. *Fuck!, Fick dich!, Verfickte Scheiße!, Ficker, Fickfehler, Wichser, Pimmel, Fotze, Bitch, Kahba, Hure – Hurensohn, (Schlapp-) Schwanz, Schwanzlutscher* und so weiter und so fort – vielleicht verwendest du manche dieser Wörter auch selbst, ohne an die Bedeutung zu denken. Achte mal darauf!

Vor allem in den sozialen Netzwerken kommt es häufig zu Beleidigungen oder zu verletzenden Kommentaren unter bestimmten Posts. Die Frage »Wie oft ist dir schon Hass im Netz begegnet?« haben 2018 über ein Fünftel der Jugendlichen mit »oft« beantwortet. Ist dir so eine Beleidigung aufgefallen? Dann kannst du sie melden. TikTok und auch andere soziale Netzwerke haben versprochen, dass sie Hasskommentare in Zukunft löschen werden. Wir finden das eine gute Idee. Du auch?

VERDICKTER REIS!

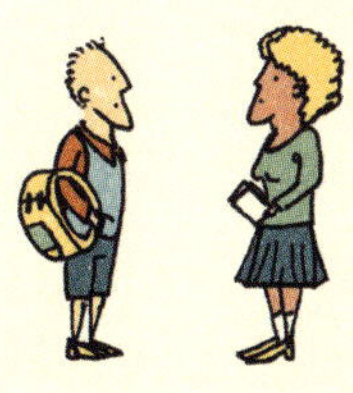

Probier doch mal andere Schimpfwörter aus.

121 ... IN ALTEN BÜCHERN

Das Kamasutra ist ein sehr altes Buch aus Indien, in dem überaus genau und reich bebildert erklärt wird, auf welche Arten Menschen Sex miteinander haben können. Es wurde im zweiten Jahrhundert verfasst und diente Fachleuten zufolge als eine Art Handbuch für frisch verheiratete Paare. Das Kamasutra kann man heute noch im Buchhandel kaufen.

In Indien gibt es sogar »Kamasutra-Tempel«. Sie wurden während der Chandella-Dynastie zwischen 950 und 1050 errichtet. Vor allem der Kandariya-Mahadeva-Tempel in Khajuraho ist für seine prachtvollen Bildhauereien bekannt. In manchen sieht man Menschen in den verschiedensten Stellungen Sex haben.

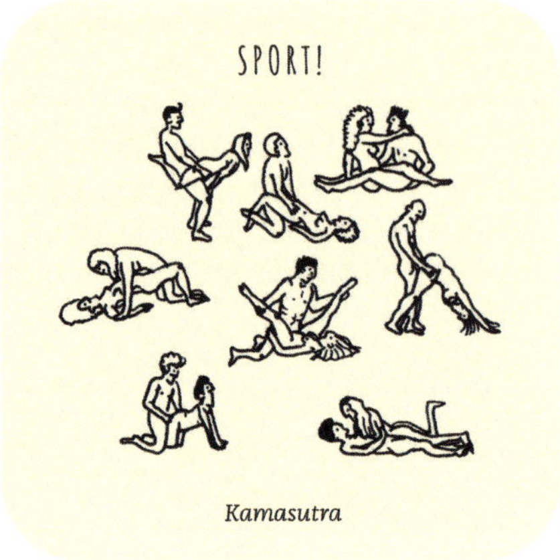

Kamasutra

Die Tempel von Khajuraho sind so bedeutend, dass die UNESCO sie zum Weltkulturerbe ausgerufen hat. Sie gelten als große Meisterwerke der indischen Kunst.

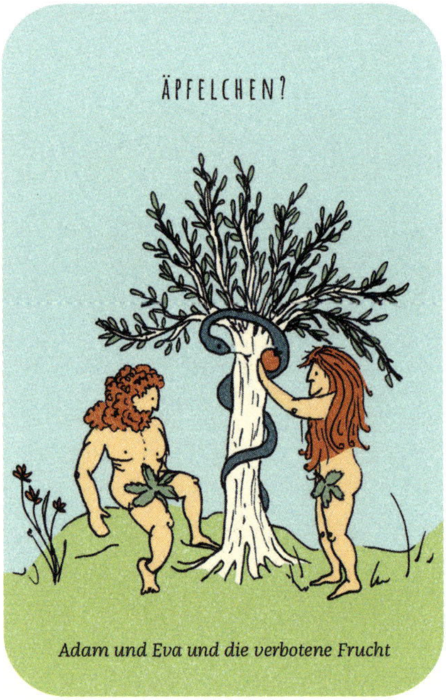

Adam und Eva und die verbotene Frucht

122 ... IM MUSEUM

Im Museum ist dir bestimmt schon aufgefallen, dass Künstlerinnen und Künstler zu allen Zeiten gerne nackte Menschen gemalt haben.

Die Griechen hegten große Bewunderung für muskulöse Männerkörper und zeigten sie am liebsten in ihrer reinsten, vollkommensten Form – also nackt. Frauen wurden meistens mit Kleidung dargestellt – ihre Körper galten als unperfekt. Mit dem Aufkommen des Christentums wurde die Kunst immer prüder. Adam und Eva bekamen ein Feigenblatt auf den Schoß, und die Brüste von Frauen wurden verhüllt. So ging es bis zum 14. Jahrhundert, als wieder ein bisschen mehr Haut gezeigt werden durfte – vorausgesetzt, es handelte sich um biblische oder klassische Motive. Erst im 19. Jahrhundert wurden Bilder von nackten Menschen zur eigenen Kunstform.

An Kunstwerken kann man gut sehen, was in einer bestimmten Zeit als schön galt. Google mal »Die drei Grazien«. Sie wurden von Künstlern in unterschiedlichen Epochen dargestellt. Raffael machte 1502 drei junge Mädchen daraus. Bei Botticelli sahen sie 1482 noch größer, älter und schlanker aus, während Peter Paul Rubens 1638 drei Damen mit ausladenden Hintern malte. Als Marmorstatue von James Pradier (1831) sind es drei junge Frauen mit Modelfigur, während Niki de Saint Phalle die drei Grazien 1999 als mollige, bunte und fröhlich tanzende Frauen zeigte.

123 … IN DER MUSIK

Hörst du gern Musik? Dann weißt du ja, dass es in vielen **Songs** um **Liebe** (und um **Sex**!) geht. Es gibt sogar Studien dazu. Die haben gezeigt, dass über die Hälfte aller musikalischen Werke von Liebe oder Sex handelt.

Bis vor etwa dreißig Jahren ging es in den meisten Songs noch um romantische Liebe. Sängerinnen und Sänger erzählten darin von unsterblicher Verliebtheit, vom schrecklichen Liebeskummer nach der Trennung oder davon, wie unvergleichlich schön der oder die Geliebte war.

In den letzten Jahrzehnten wurden dann immer mehr Songs veröffentlicht, in denen es (auch) um Sex ging. Vor allem im Hip-Hop, im Rap und im R&B ist das Thema Sex allgegenwärtig. In vielen Fällen sind die Texte nicht besonders nett – manchmal auch krass beleidigend – zu Mädchen und Frauen. Sie werden darin zum Beispiel *Bitch* oder *Ho* genannt (was »Hure« bedeutet), und die Rapper oder Sänger erzählen darin, was sie mit ihnen anstellen wollen. Zum Glück gibt es heute auch immer mehr Rapper, die eine nicht so frauenfeindliche Sprache benutzen. Außerdem kommen immer mehr weibliche Rapperinnen hinzu, die ihre eigene Musik machen und damit großen Erfolg haben. Denk nur an CupcakKe, Lizzo und Cardi B.

Auf jeden Fall sind Liebe und Sex Themen, die uns Menschen auch in Zukunft beschäftigen werden. Wir können uns also sicher sein, dass noch viele Bücher, Gedichte und Songs darüber geschrieben werden, und uns auf spannende Kunstwerke freuen.

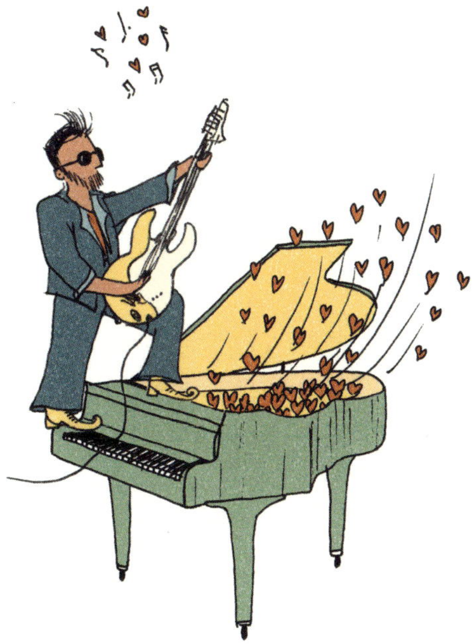

Die Originalausgabe erschien 2021 unter dem Titel *123 superslimme dingen die je moet weten over liefde en seks* bei Lannoo.

Für die Texte in diesem Buch haben wir die verschiedensten Quellen zu Rate gezogen: nationale und internationale Fachbücher, Zeitungen und Magazine, Dokumentationen und Websites von verschiedenen Organisationen. Unser Dank geht an Sensoa und ganz besonders Wannes Magits, der mitgelesen und uns beratend über die Schulter geschaut hat.

Hier eine Auswahl von Anlaufstellen sowie kostenlosen Hilfs- und Informationsangeboten:

In Krisensituationen:

- Nummer gegen Kummer: anonyme Beratung für Kinder und Jugendliche in allen Lebenslagen, telefonisch und per Mail: nummergegenkummer.de
  In Österreich: rataufdraht.at
  In der Schweiz: 147.ch
- Die Telefonseelsorge ist rund um die Uhr per Telefon, Mail und Chat erreichbar: telefonseelsorge.de
  In Österreich: telefonseelsorge.at
- u25-deutschland.de: anonyme Mailberatung für junge Menschen in Suizidgefahr: Auf der Website auch weitere Hilfsangebote zu Krisen, Trauer, selbstverletzendes Verhalten, sexuelle Gewalt, Depression, psychische Erkrankungen und Mobbing.
- jugendnotmail.de: kostenlose und anonyme Krisenberatung für Jugendliche
- Auf www.jugend.support: Infos, Tipps und Beratungsstellen bei Stress und Problemen im Netz
- juuuport.de/beratung: Hilfe bei Cybermobbing, Ärger auf Messenger-Diensten und Co.
- Das Hilfetelefon Sexueller Missbrauch ist eine bundesweite, anonyme und kostenfreie Anlaufstelle. Online auch unter: nina-info.de/save-me-online.
  In Österreich: frauenberatung.at; in der Schweiz: frauenberatung.ch

Anlaufstellen rund um sexuelle Orientierung, Geschlechtsidentität und Sexualität:

- In Deutschland: meingeschlecht.de/anlaufstellen
  Infoportal für inter, trans, genderqueere Jugendliche
- In Österreich: courage-beratung.at
- In der Schweiz: lgbt-helpline.ch

Bei Links auf Webseiten Dritter übernehmen wir keine Haftung für deren Inhalte, da wir sie uns nicht zu eigen machen. Es wird lediglich auf deren Stand zum Zeitpunkt der Veröffentlichung verwiesen.

Dieses Buch wurde mit Unterstützung der Flanders Literature herausgegeben (flandersliterature.be).

HANSER hey! Schau vorbei und teile dein Leseglück auf Instagram

1. Auflage 2022

ISBN 978-3-446-27438-9
© 2021 Lannoo Publishers
Text: Mathilda Masters | Illustrationen: Louize Perdieus
Alle Rechte der deutschen Ausgabe:
© 2022 Carl Hanser Verlag GmbH & Co. KG, München
Satz im Verlag
Druck und Bindung: TBB, a.s., Banská Bystrica
Printed in Slovak Republic

MIX
Papier | Fördert gute Waldnutzung
FSC® C022120